Christina Gottschall/Sabine Heilig
Dr. Alexander Braun

9 Monate aktiv und fit

Sport in der Schwangerschaft

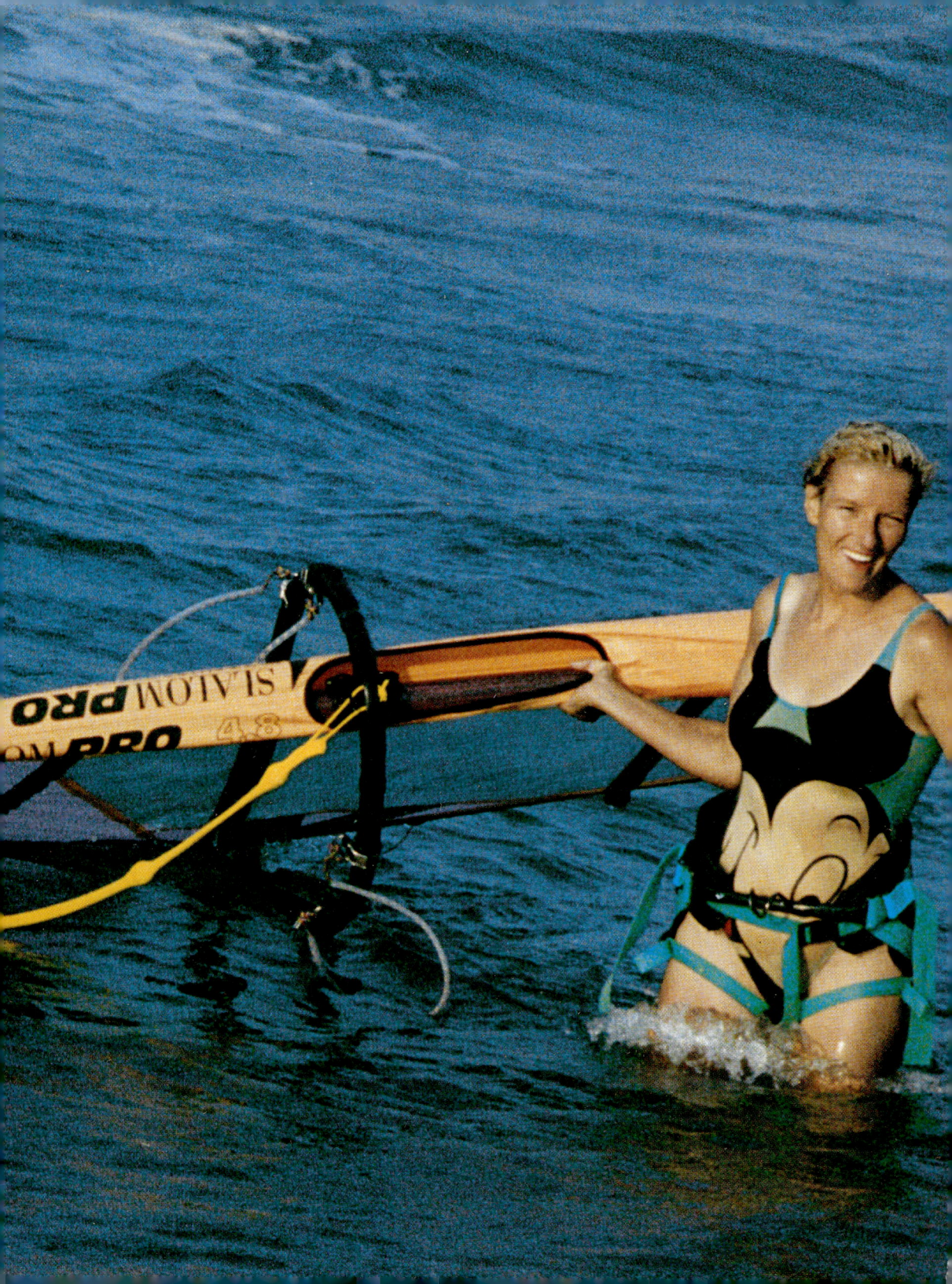

Christina Gottschall / Sabine Heilig
Dr. Alexander Braun

9 Monate aktiv und fit

Sport in der Schwangerschaft

BLV

INHALT

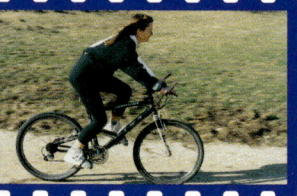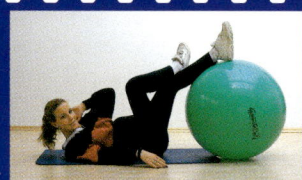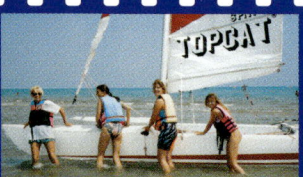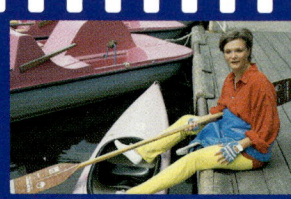

Vorwort 7

Einführung 9

Die ärztliche Beratung 9; Warum Sport gerade für Schwangere wichtig ist 12; Der Rollenkonflikt 12; Tiefseetauchen ist tabu – aber wie wär's mit Schwimmen? 13; Wenn's gefährlich wird – No sports 13; Und nach der Geburt? 14

SCHWANGER – NA UND? 15

Historische Betrachtung der Schwangerschaft 16

Kleider machen Leute 17

Die drei Phasen einer Schwangerschaft 21

Worauf sollten Sie in welcher Phase der Schwangerschaft achten? 21; Jetzt wird's anstrengend! 23

Blickwinkel 24

Ansichten einer Hebamme 24; Beobachtungen aus dem Kreißsaal 27; Eine hochschwangere Läuferin berichtet – ganz privat 34

LEBENSSITUATION SCHWANGERSCHAFT 37

Nebensache Idealfigur 38

Wieviel dürfen Sie also zunehmen? 38; Wie gefährlich ist ein große Gewichtszunahme? Dürfen Sie während der Schwangerschaft Diät halten? 40; Können durch eine Schwangerschaft lebenslange Gewichtsprobleme zurückbleiben? 40; Untergewicht und Schwangerschaft 41; Wie verändert sich mein Körper? 41; Das Kreuz mit dem Rücken 42; Wie sieht's aus mit der Sauerstoff- und Energieversorgung? 43

Die Ernährung 44

Als Faustregel gilt: »Besser essen!« 44; Vitamine, Spurenelemente und Mineralstoffe – die Fitmacher 45; Fette – die Schlappmacher 48; Kaffee, Cappuccino oder Muckefuck? 49; Hochprozentig oder alkoholfrei? 49; »Saure-Gurken-Zeit«: die Übelkeit 50; Ist es gefährlich, sich beim Essen einzuschränken? 50

Wenn einem das Baby den Kopf verdreht 52

Plötzlich wichtiger als die Tagesschau: Eisenbahnen und Latzhosen in Minigrößen 52; Schwangere haben nah am Wasser gebaut! 53; Lust auf Sport oder lieber faulenzen? 54

Eltern werden ist nicht schwer … 55

Vater werden – ein Abenteuer der besonderen Art 56; Wenn Männer schwanger sind – von der Zweier- zur Dreierkiste 56; Das Mitspracherecht der Väter 57

Mit Bauch unter Palmen 58

Nicht alle Ferienziele sind ideal 58; Es darf geflogen werden 59; Besser Schiene als Straße 60

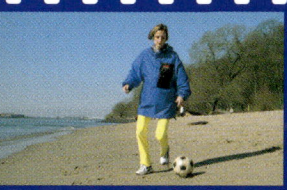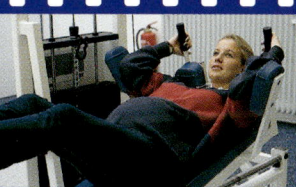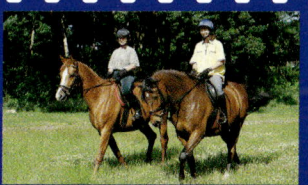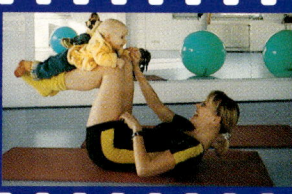

DIE SPORTLICHE SEITE DER SCHWANGERSCHAFT 61

Sport als Therapeutikum 62

Schwangerschaftsgymnastik 62; Sport und Psyche 62; Etwas für sich selbst tun 63; Die körperlichen Vorteile 64

Die Hitliste der Schwangerschaftssportarten 65

Die aeroben Sportarten 66; Joggen – auf weichen Sohlen durch den Wald 67; Walking – die softe Variante des Laufens 69; Schwimmen – schwerelos Kraft tanken 70; Aquarobic – feuchte Fitneß 71; Aerobic: »4–3–2–1– Wechsel!« 72; Schwanger im Fitneßstudio 76; Radfahren – so fliegen Sie auch schwanger nicht aus der Kurve 78; Bergsteigen und Wandern – auch zu zweit 78; Skifahren: alpin und Langlauf – schwanger im Schnee? 81; Marathon – 42,2 km im Doppelpack 83; Tennis, Squash, Badminton – Vorsicht im Racket Center! 84; Surfen – klar zur Wende! 84; Die Neun-Monats-Checkliste 86; Segeln – immer eine Handbreit Wasser unter dem Kiel 90; Krafttraining – schwanger im Fitneßcenter 95; Golf – Handicap Schwangerschaft? 96; Basketball, Volleyball, Handball – ein Spielfeld für Schwangere? 98; Reiten – schwanger im Sattel bleiben 99; Tauchen – »unter anderen Umständen« untertauchen? 100; Inline-Skating – voll im Trend! 101; Sportarten, die auf der Abschußliste stehen 102;

Yoga – im Lotussitz Abstand gewinnen 102; Der Phasencheck 102

Wie beeinflußt Sport die Geburt und die Zeit danach? 104

Worauf muß man bei einem Dammschnitt achten? 105; Start mit der Wochenbettgymnastik 105; Gezieltes Aufbautraining 107; Sport und Stillen – kann es da Probleme geben? 107; Gute und schlechte Beispiele 107

Risikofaktoren und Kontraindikationen 109

Das Risiko einer Frühgeburt 109; Der Stoffwechsel des Ungeborenen 110; Gegenanzeigen 110

Heißer Tip für coole Schwangere: Sauna 112

Solarium – lieber verzichten 113

Auch mit Nachwuchs zum Olympiasieg 114

Astrid Kumbernuß – Weltmeisterin und schwanger 115; Katrin Krabbe: Abschied vom Hochleistungssport 119

Praktische Tips für den Alltag 121

Sportkleidung für Schwangere 121; Sportschuhe 123; Trainingshilfe Herzfrequenzmeßgerät 123; Mobil mit Baby 124; Wohin mit dem Nachwuchs? 127; Lassen Sie die Väter ran 128

ANHANG 131

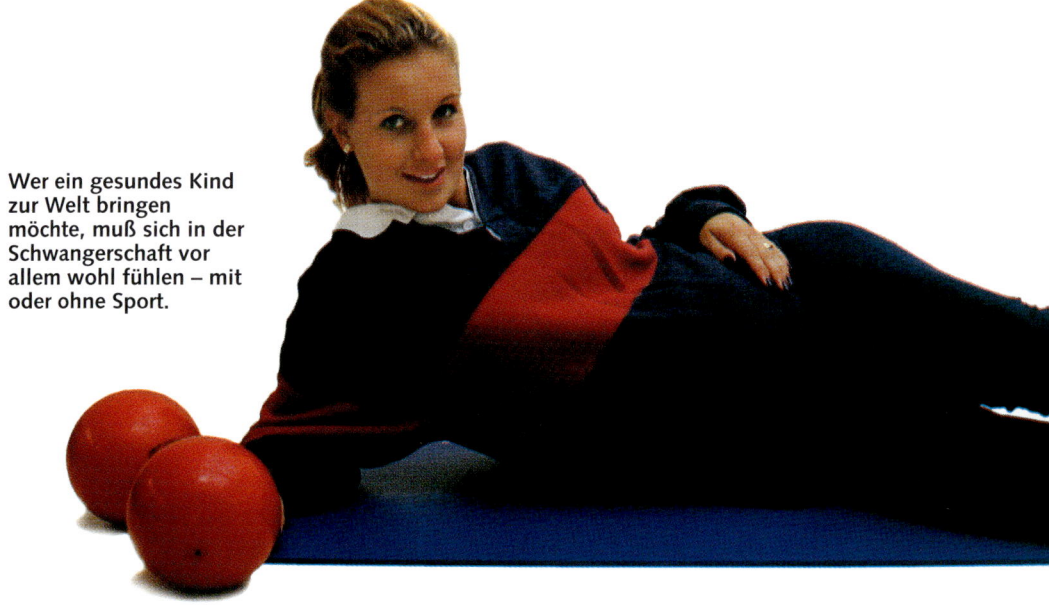

Wer ein gesundes Kind zur Welt bringen möchte, muß sich in der Schwangerschaft vor allem wohl fühlen – mit oder ohne Sport.

Vorwort

Sport und Schwangerschaft – ein hochaktuelles Thema: Immer mehr Frauen haben Sport in ihr Leben integriert. Bei einer Schwangerschaft wollen sie sich nicht mehr mit einfachen Faustregeln wie: »Wer schwanger ist, sollte sich schonen und für zwei essen« abspeisen lassen. Heutzutage spielen Frauen Fußball oder Handball, gehen regelmäßig ins Fitneßstudio, zum Joggen, Walken oder Skilaufen. Selbstbewußte Frauen werden hartnäckiger, wenn es um ihre Bedürfnisse und ihr Wohlbefinden geht.
Aber die Verunsicherung und der Informationsbedarf sind gleichermaßen groß. Deshalb werden wir auch immer wieder um Rat gefragt. Schließlich will keine Frau ihr Kind gefährden.
Dieses Buch ist ein Plädoyer für eine sportliche Schwangerschaft – nur Mut! Allerdings gibt es Einschränkungen und Gefahren, und über die werden wir Sie eingehend informieren.

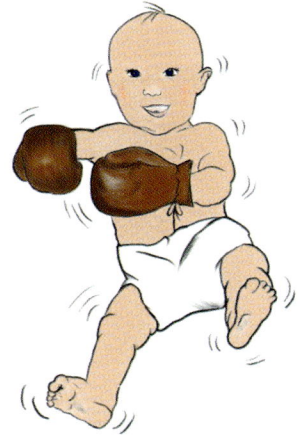

Wir bedanken uns bei allen Frauen, die uns immer wieder mit Fragen gelöchert haben und endlich kompakte Informationen von uns forderten – damit gaben sie den Anstoß für das vorliegende Buch.
Ganz besonders hilfreich waren Bertie Doubell, John Papaya und José Carlos Brita, die uns während der Phase des Schreibens mit so wunderbaren Dingen wie frischem Kaffee, Terrasse mit Meerblick und den lebensnotwendigen Kleinigkeiten versorgt haben. Daneben gilt unserer Dank Dr. Alexander Braun, der uns mit seinem medizinischen Fachwissen hilfreich zur Seite stand.

Christina Gottschall
Sabine Heilig

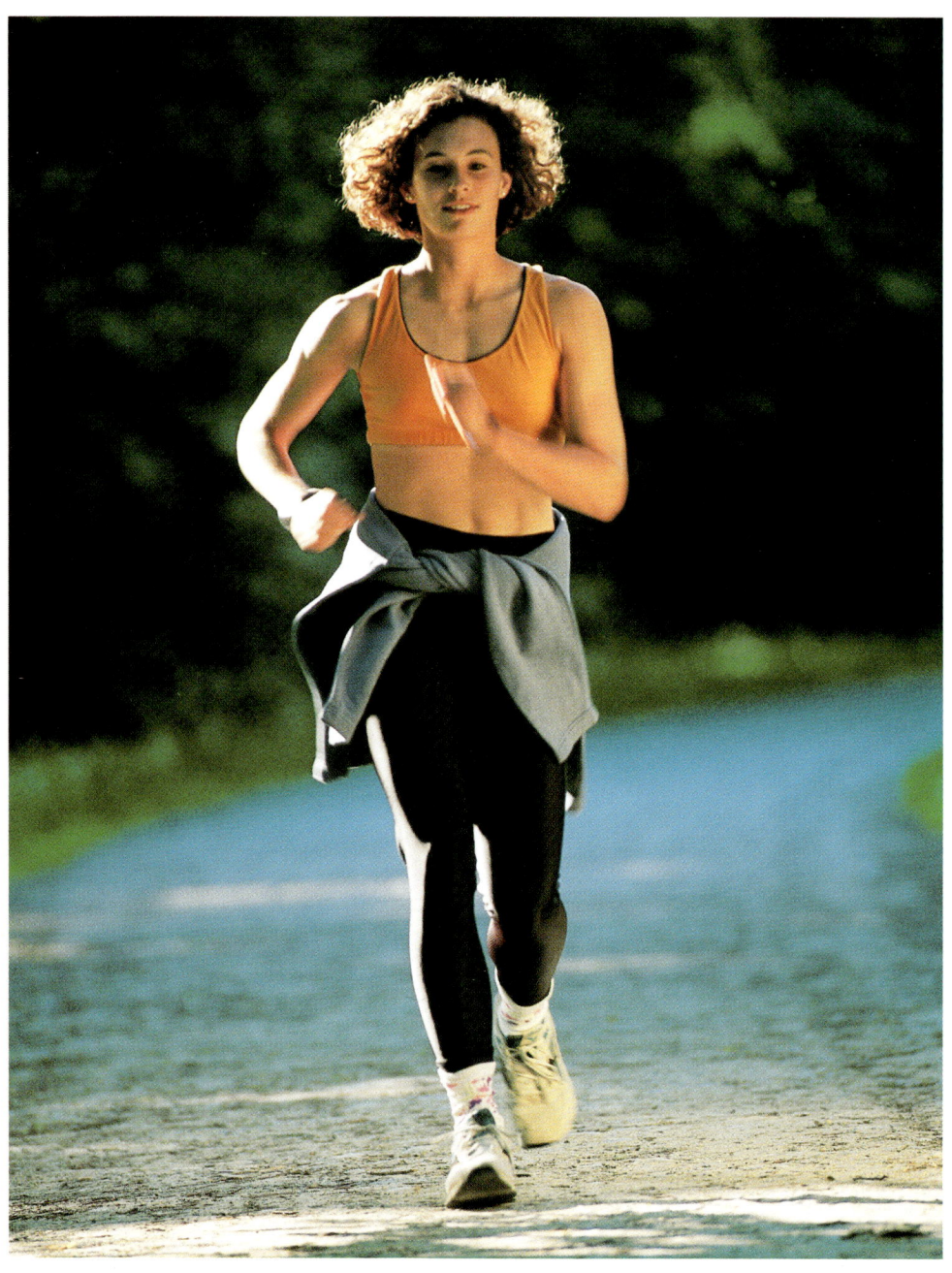

Einführung

Schwangerschaftstest positiv! Die Sektkorken haben längst geknallt, und Sie waren natürlich schon wie wild auf Namensuche – aber nach der ersten Aufregung muß man sich doch wieder dem schnöden Alltag zuwenden. Und plötzlich die sorgenvollen Fragen: Darf ich weiter trainieren? Und wie lange? Wie halte ich mein Gewicht unter Kontrolle? Sind Bauchmuskelübungen in der Schwangerschaft schädlich oder sogar empfohlen? Wo bekomme ich eigentlich einen vernünftigen Sport-BH her? Darf ich noch in die Sauna oder ins Solarium gehen? Wie soll's weitergehen, wenn das Baby erst da ist?

Ob im Frauen-Sportstudio, bei Outdoor-Aktivitäten wie Mountainbiking oder Inline-Skating, beim Segeln oder Surfen oder sogar in der Rückenschule – mit diesen Fragen werden wir bei unserer Arbeit als Sportlehrerinnen immer wieder konfrontiert. 13 Millionen Frauen in Deutschland sind sportlich aktiv, viele von ihnen werden früher oder später einmal schwanger. Diese

Bleiben Sie auch in der Schwangerschaft rundum in Form – beispielsweise durch Walking.

Frauen haben nur wenige Möglichkeiten, sich ausreichend zu informieren. Deshalb haben wir uns entschlossen, einen kurzen, übersichtlichen und allgemein verständlichen Ratgeber zu schreiben.
Wir haben aber auf keinen Fall die Absicht, ein allgemeingültiges Sportprogramm für werdende Mütter aufzustellen. Die endgültige Entscheidung, ob Sport angemessen ist oder nicht, trifft immer noch die Schwangere selbst! In diesem Buch zeigen wir kein Patentrezept auf, sondern stellen Basisinformationen zur Verfügung, mit deren Hilfe Schwangere eine Lösung für ihre weitere sportliche »Karriere« finden können. Wir informieren unter anderem über die drei Phasen der Schwangerschaft, worauf man in den jeweiligen Stadien achten muß, über den gesundheitlichen Gewinn, aber auch über Risiken und Probleme, die durch die sportliche Betätigung auftreten können.

Die ärztliche Beratung

Hauptsächlich wenden sich Schwangere natürlich an ihre Gynäkologin oder ihren Gynäkologen. Meist heißt der ärztliche Rat jedoch, lieber vorsichtshal-

Einführung

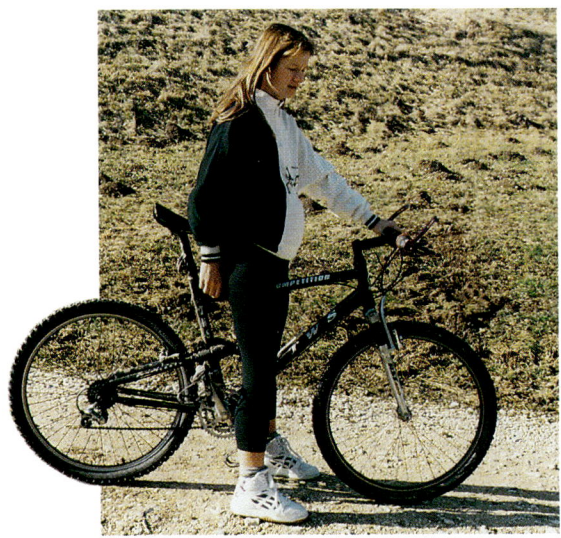

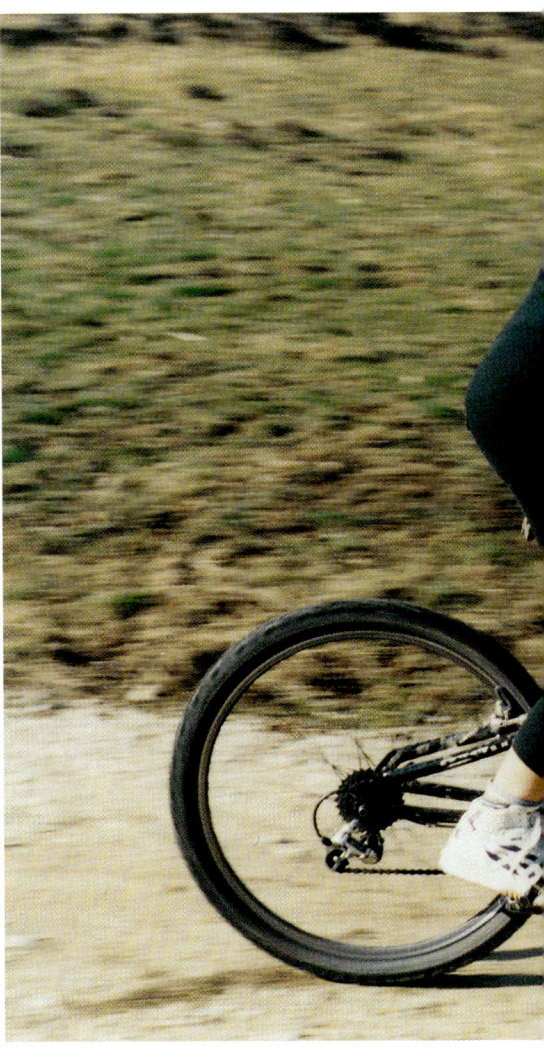

ber mal aufzuhören mit dem Sport, obwohl das eigentlich selten nötig ist. Wir fragten uns also, ob wirklich verzichtet werden muß, obwohl doch die neuere Fachliteratur und unzählige Studien das Gegenteil beweisen. Warum raten Ärzte so oft vom Sporttreiben ab? Aus Unsicherheit oder aus Unkenntnis? Denn eines steht fest: Aufgrund der ärztlichen Beratungen hören viele Frauen mit ihrem geliebten Sport auf. Daß Frauen durchaus weiterhin joggen können, wenn ihre Schwangerschaft normal verläuft, beweisen unter anderem immer mehr Hochleistungssportlerinnen. Heike Henkel, Heike Drechsler und Anja Fichtel-Mauritz sind nur einige von ihnen. Die Degenkünstlerin Fichtel-Mauritz war im fünften Monat schwanger, als sie sich zum sechsten Mal als beste deutsche Fechterin erwies. Und sechs Wochen nach der Entbindung holte sie bei den Olympischen Spielen mit ihrem Team die Silbermedaille. Aber es gibt auch genügend Breitensportlerinnen, die ihre Schwangerschaft

EINFÜHRUNG

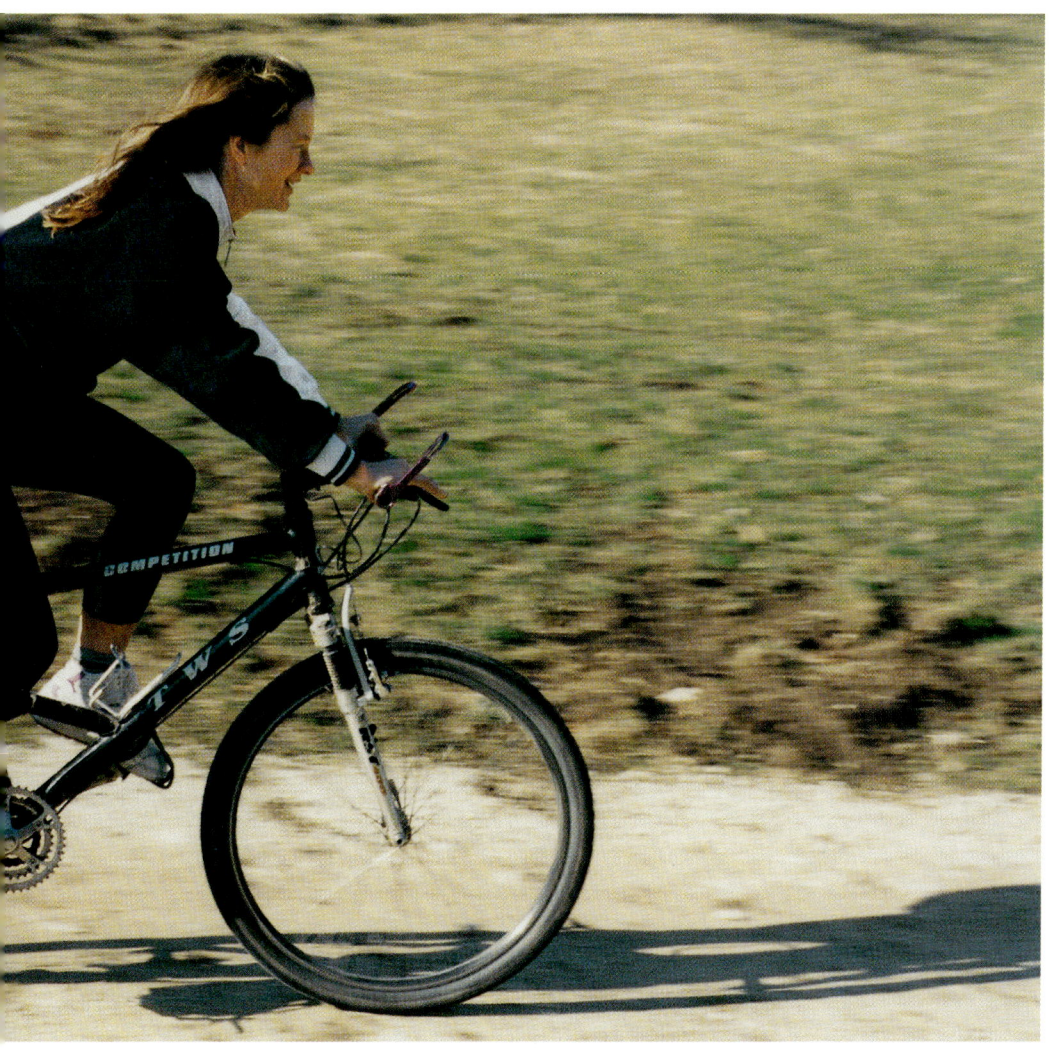

nicht nur strickend verbringen wollen. Es genügt ihnen nicht, als Zuschauerinnen auf der Tribüne Platz zu nehmen, während sich ihre Freundinnen und Freunde und natürlich die Partner auf dem Spielfeld austoben dürfen.

Sie können getrost in die Pedale treten, denn Ihre Gelenke sind beim Biken entlastet.

Einführung

Warum Sport gerade für Schwangere wichtig ist

Intensivere Recherchen zeigten, daß eine andere Spezies von Ärzten existiert, deren Meinung von der oben genannten abweicht – Mediziner, die genauere Untersuchungen zum Thema Sport in der Schwangerschaft gemacht haben. Ihre Ergebnisse beweisen, daß die mit dem Sport einhergehende Stärkung der Muskulatur notwendig ist: einerseits für die Unterstützung des in der Schwangerschaft viel stärker beanspruchten Skelettapparates, andererseits für die Reduzierung der häufig während der Schwangerschaft auftretenden Rückenschmerzen.

Außerdem muß der schwangere Organismus eine Hormonumstellung verkraften, die den Kreislauf stark belastet. Da ist Sport – so banal das klingt – besonders wichtig, um eben diesen zu stabilisieren. Frauen, die schon zu Beginn der Schwangerschaft Sport treiben, haben weniger mit der anfänglichen Übelkeit zu kämpfen als andere. Ärzte vermuten, daß die Bewegung die Stoffwechselprozesse im Körper beschleunigt.

Neben den rein körperlichen Vorteilen, wie eben der Stärkung der Muskulatur oder einer verbesserten Fähigkeit, mit der Schwerpunktverlagerung umzugehen, ist sicher auch die psychische Zufriedenheit durch Sport ein Pluspunkt in den »besonderen« neun Monaten. Ganz abgesehen vom Spaß, von der Lust an der Bewegung! Menschen, die Sport treiben, sind ausgeglichener und fühlen sich wohler als solche, deren Sport darin besteht, mit der Fernbedienung durch die Kabelkanäle zu zappen.

Der Rollenkonflikt

Kein Wunder, daß die Vorstellung von sporttreibenden Müttern, die mit dickem Bauch über die Wiesen walken oder beim Low-Impact-Aerobic schwitzen, eine neue Herausforderung für unsere Gesellschaft ist. Auch auf dem Tennisplatz wird neugierig gestutzt, wenn außer dem Ball sich noch etwas Rundes auf dem Platz bewegt – der kugelige Bauch der werdenden Mutter. Eine Schwangerschaft bedeutet oft auch einen Rollenkonflikt. Einerseits möchte die Frau als einzelne Persönlichkeit weiter existieren, und hierzu gehört auch der Sport; andererseits nimmt sie ihre neue Rolle als beschützende Mutter an. Und jede Schwangere stellt sich irgendwann einmal die Frage: Wer übernimmt eigentlich die Verantwortung? Bei diesem Aspekt hinterfragen wir natürlich auch die Rolle der Väter und des gesamten Umfeldes.

Als ideale Mama gilt in unserer Gesellschaft immer noch oft die Glucke, die ein Nest baut und sich aufs Ausbrüten konzentriert, um es mal salopp

Einführung

zu formulieren. Eine, die trotz offensichtlicher Schwangerschaft durch den Wald rennt, gilt in den Augen mancher Zeitgenossen immer noch als Rabenmutter, die verantwortungslos mit dem ungeborenen Leben spielt. Sport und Schwangerschaft unter einen Hut zu bringen scheint auch in dieser Hinsicht ein Problem zu sein. Zugegeben: Zwischen unterschiedlichen Vorstellungen den eigenen Weg zu finden ist nicht leicht, aber die Suche lohnt sich.

Tiefseetauchen ist tabu – aber wie wär's mit Schwimmen?

Natürlich kann nicht jede Sportart bedenkenlos weiterbetrieben werden, und auch der Trainingsumfang muß mit dem Arzt abgestimmt werden. Manche Sportarten, wie etwa Sporttauchen, dürfen nicht weiter betrieben werden. Aber vielleicht entdecken Sie ja für die nächsten neun Monate die Lust am Schwimmen?

Denn das ist in der Rangliste der empfehlenswerten Sportarten der klare Tabellenführer.

Das wichtigste ist: Wer ein gesundes Kind zur Welt bringen möchte, muß sich in der Schwangerschaft wohl fühlen – mit oder ohne Sport.

Wenn's gefährlich wird – No sports

Natürlich gibt es auch Schwangerschaften mit ernsthaften Komplikationen. Dann ist Sport nicht angebracht. Auch Frauen, die mit bestimmten Krankheiten zu kämpfen haben – Infektionen, Bluthochdruck, Schilddrüsenstörungen –, müssen in jedem Fall den Trainingsplan mit ihrem Gynäkologen besprechen.

Aber auch wer bislang wenig Lust zum Trainieren hatte, sollte nicht unbedingt

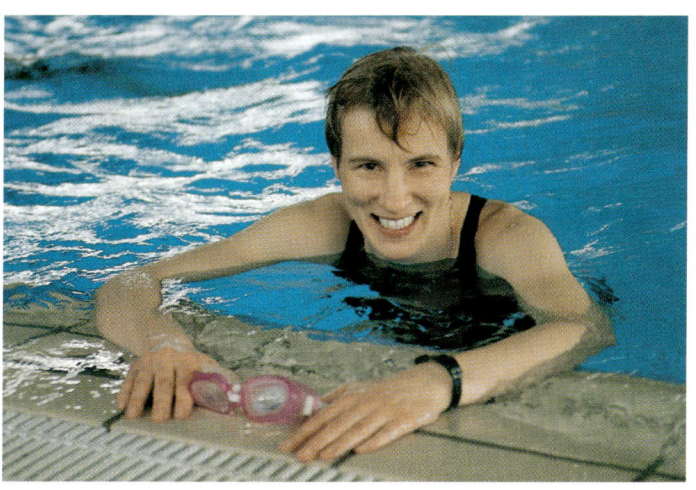

Machen Sie es wie Ihr Baby: Lassen Sie sich im warmen Wasser treiben.

Einführung

jetzt damit anfangen. Und auf die Idee, ausgerechnet mit Baby im Bauch das Pensum zu steigern, kommt wahrscheinlich ohnehin niemand. Besser wäre es, etwas weniger zu trainieren, und auch das nicht mit voller Power.

Und nach der Geburt?

Frühestens 4–6 Wochen nach der Entbindung kann wieder mit dem Training begonnen werden, das Sie vor Ihrer Schwangerschaft absolviert haben. Aber auch dann erst mal halblang!

Bleibt die Frage: Wohin mit dem Nachwuchs? Auch hier werden wir einige praktische Möglichkeiten aufzeigen, wie Sie die Bewegungslust und den Nachwuchs miteinander verbinden können. Denn den Kleinen macht das Fahren im Baby-Jogger viel mehr Spaß als in dem langweiligen, langsamen Kinderwagen.

Wenn Sie also aus Sorge vor der Sport-Abstinenz bisher noch nicht schwanger werden wollten, dann können Sie ihre Zurückhaltung nach dieser Lektüre aufgeben und sich getrost an die Nachwuchsproduktion machen.

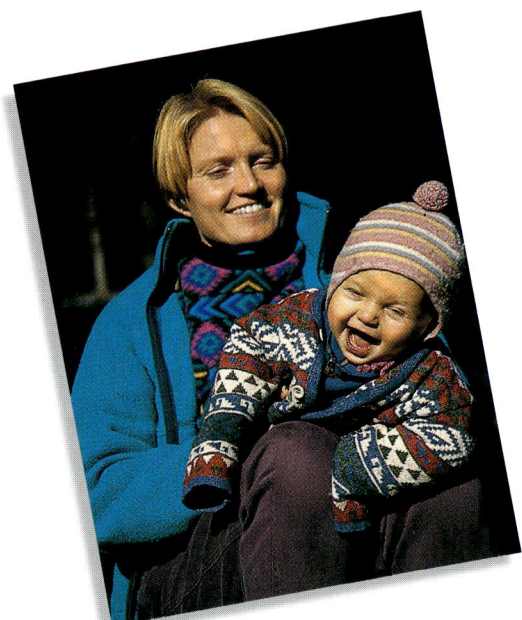

Nicht nur die Mütter, sondern auch die Kinder genießen es, draußen aktiv zu sein.

SCHWANGER – NA UND?

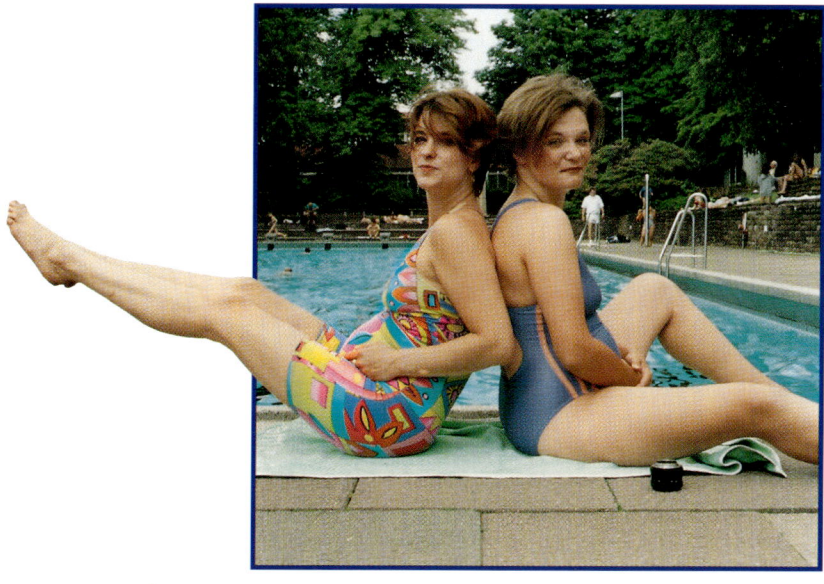

Schwanger werden – ein freudiges Ereignis, das eine Menge Veränderungen mit sich bringt. Grundlegende Informationen zum Ablauf der Schwangerschaft machen Sie mit Ihrem neuen »Zustand« vertraut. Daß Sie Ihre bisherigen Lebensgewohnheiten zwar anpassen, aber nicht aufgeben müssen, zeigen Ihnen die Erfahrungsberichte einer Hebamme, eines Arztes und einer schwangeren Läuferin. Lassen Sie sich Mut machen!

SCHWANGER – NA UND?

Historische Betrachtung der Schwangerschaft
Ein steiniger Weg

Obwohl sich in den letzten zwanzig Jahren in der Geburtsvorbereitung und Geburtshilfe erstaunlich viel verändert hat, ist die Auseinandersetzung mit dem Thema »Sport und Schwangerschaft« noch vernachlässigt worden. Das ist auch nicht weiter verwunderlich, denn Frauensport war in Deutschland ohnehin lange Zeit undenkbar und als »unsittlich« verschrien. Man sagte, die Frau würde dadurch »vermännlichen«. Ein kurzer Hals, breite Hände und Füße und eine »Verhärtung und Verkrampfung der Beckenbodenmuskulatur mit nachfolgender Unmöglichkeit einer natürlichen Entbindung« wären die Folge, meinte der Gynäkologe Sellheim noch 1926 in seinem Vortrag »Die Frau mit der straffen Faser«. Er gipfelte in der Behauptung, daß durch Sport »die weiblichen Unterleibsorgane verwelken und das künstlich gezüchtete Mannweib fertig ist«.

Solche und ähnlich absurde Meinungen geisterten durch die deutsche Turnwelt (damals gab es nur »Turnen«). Die Angst, daß Frauen männliche Tugenden wie Mut, Kraft, Ausdauer, Selbständigkeit und Unabhängigkeit (vom Ehemann) entwickeln würden, schien überwältigend.

Im Jahr 1903 wurden endlich die ersten Frauen zum Medizinstudium zugelassen. Eine der ersten Medizinerinnen, die Ärzten wie Sellheim die Stirn bot, war Alice Profé: »Wir turnen ja nicht mit der Gebärmutter«, erklärte sie. Trotzdem hielten sich diese Vorstellungen hartnäckig, auch wenn sie offensichtlich widerlegt werden konnten. Da liegt es nahe, daß schwangere Frauen erst recht vor Bewegung gewarnt wurden. Zu Anfang des 20. Jahrhunderts kam eine Publikation mit den »Lebensregeln für die Schwangerschaft« heraus. Darin wurden die werdenden Mütter aufgefordert, nicht bei »Tanzunterhaltungen mitzumachen oder die Nacht durch große Wäsche zu waschen«. Auch vom »Berge ersteigen« wurde dringlichst abgeraten. Erst seit den dreißiger Jahren fand ein Meinungsumschwung statt. Der Zusammenhang von mütterlicher Betäti-

Historische Betrachtung der Schwangerschaft

gung, Geburtskomplikationen und kindlichem Gewicht wurde beobachtet. Es stellte sich heraus, daß Frauen, die körperlich aktiv waren, eine leichtere Entbindung hatten. Die positiven Auswirkungen von körperlichen Gymnastik- und Atemübungen auf das ungeborene Kind wurden von den Medizinern erkannt und deshalb auch empfohlen.

Heute weiß man, daß Frauen für extreme Ausdauerleistungen, wie z. B. den Ultralanglauf, bessere körperliche Voraussetzungen haben als Männer.

Aber erst 1900 durften Frauen an den Olympischen Spielen in Paris teilnehmen, und bis 1972 (!) war Frauen die Teilnahme am Boston Marathon verwehrt. Nur eine Frau, die sich, empört über diese Diskriminierung, als Mister Switzer gemeldet hatte, konnte sich schon 1967 in den beliebten Lauf einschummeln.

Kleider machen Leute

Schon allein die Kleidung nach der jeweiligen Mode hat unsere Großmütter und Urgroßmütter in ihren Bewegungsmöglichkeiten ganz entscheidend behindert. In den Jahren nach 1850 begann die deutsche Turnbewegung, erstmals

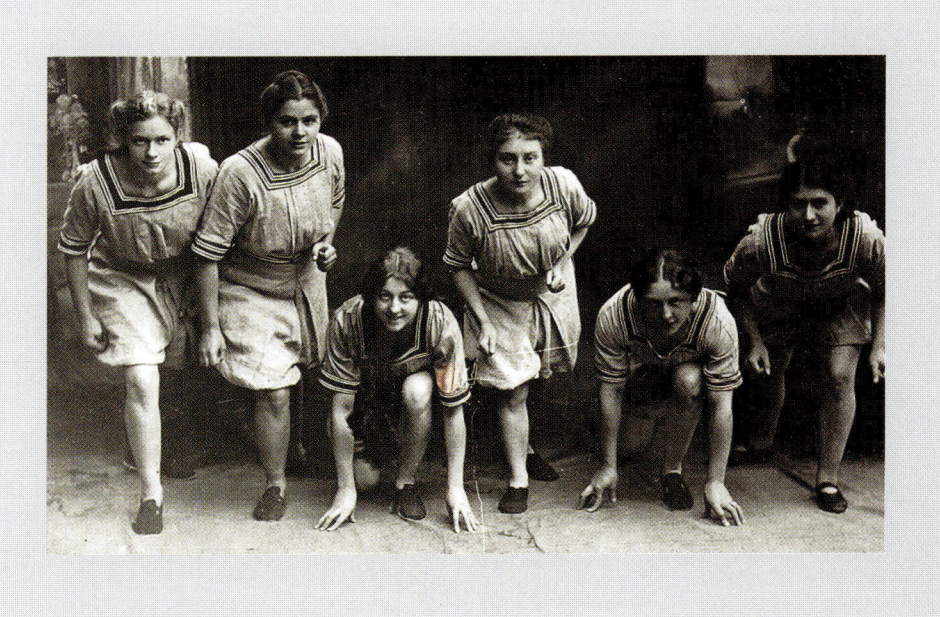

Als unsere Großmütter in den Turnverein gingen, sollte eigentlich noch jedes weibliche Knie bedeckt sein.

Schwanger – na und?

auch Mädchenabteilungen zu akzeptieren. Ursprünglich hatte der vielgelobte Turnvater Jahn natürlich nur die Männer zu mehr Bewegung aufgefordert, denn der Sinn und Zweck des Turnens war für ihn vor allem Wehrertüchtigung. Die Frau sah er nur in Beziehung zu ihrem Mann. Denn: »Das Weib sollte Schöpferin des häuslichen Glücks sein.« Unverheiratete Frauen und Jungfern waren für ihn »der bedauernswürdigste Stand der Weiberwelt«. Daß plötzlich auch Mädchen zum Turnen gehen durften, war allein der Jahnschen Erkenntnis zu verdanken, daß »nur gesunde Frauen Mütter von gesunden Töchtern und Söhnen werden«. Vom Spaß an der Bewegungsfreiheit, vom Auspowern und Starkfühlen war keine Rede.

Im letzten Jahrhundert trieb man in Alltagskleidung Sport, und die war nicht gerade zum Turnen geeignet. Damals war die Wespentaille schon bei kleinen Mädchen das prägende Schönheitsideal. Und was unglaublich erscheint: Die Kleidung, die aus Korsett, Röcken, Strümpfen und mehreren Unterkleidern

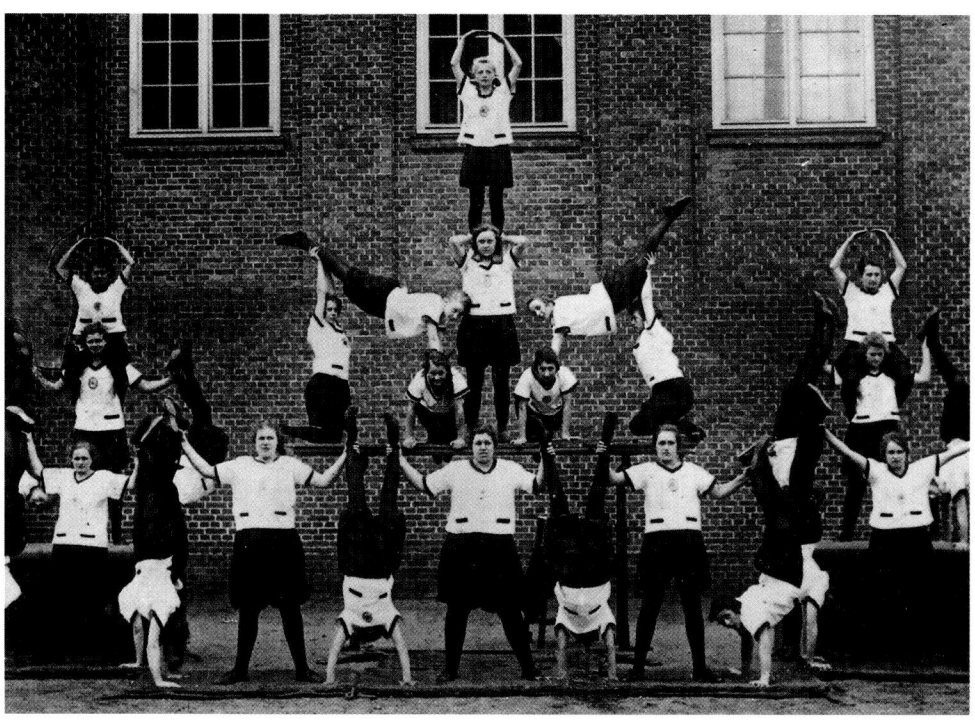

Das Damenfaustballteam Barmbek Uhlenhorst war schon im Jahr 1922 äußerst vielseitig.

bestand, wog 7 Kilo. Kein Wunder, daß unsere weiblichen Vorfahren öfter mal ohnmächtig wurden, denn die Kleidung war schwer, einengend und unbequem. Frauen- und Mädchenturnen war deshalb bestimmt durch den Kampf gegen die Kleidernormen. Es war gleichzeitig auch eine Auflehnung gegen das Frauenbild und die Moralvorstellungen der jeweiligen Zeit. Daß Frauen im geschnürten und »atemberaubenden« Korsett und mit Stöckelschuhen nicht toben und sich frei fühlen konnten, versteht sich von selbst.

Nachdem das Korsett nach endlosen Diskussionen endlich »gefallen« war, entbrannte das Wortgefecht um das Turnen in Hosen. Es gab natürlich immer auch konservative Stimmen unter den Frauen selbst. Martha Thurm, die Herausgeberin der »Deutschen Turn Zeitung für Frauen«, hielt noch 1904 eine feurige Rede für den Rock: »Der Rock ist das Kleid des gesitteten, bürgerlichen Lebens (...) die Hose ist die Tracht der Emanzipation, des Auffallens (...) der leichtlebigen Muse (...) und des Mannweibsports.«

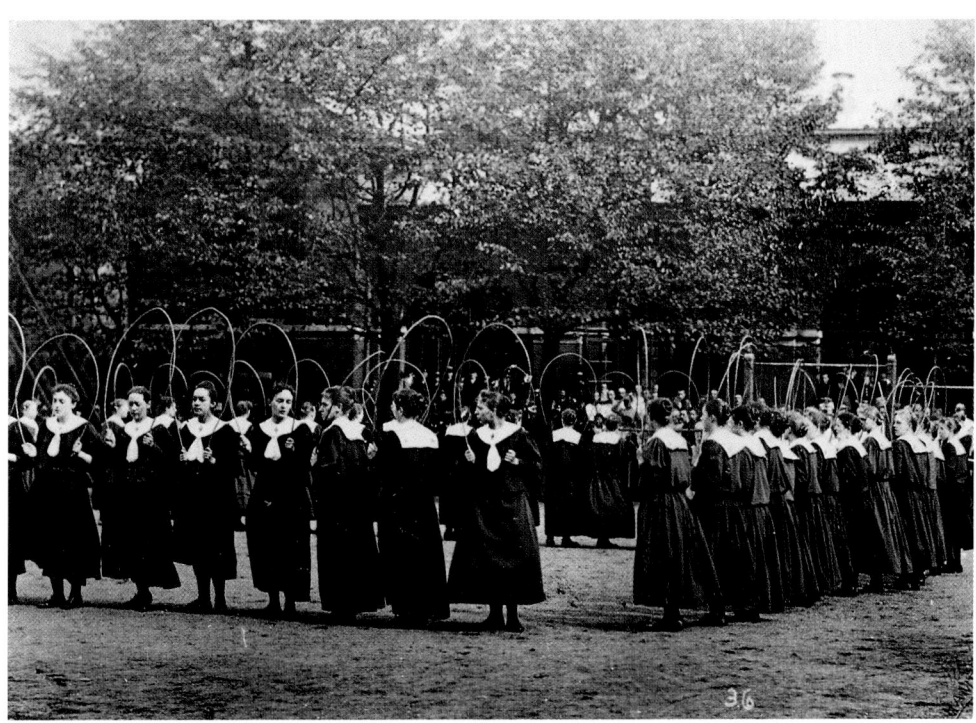

1896 wurde in der Hamburger Turnerschaft noch im Rock geturnt. Die Hose galt als Tracht der Emanzipation.

Schwanger – na und?

In dieser Frage war, wie immer, die Arbeitersportbewegung viel fortschrittlicher. Dort setzte sich unter der Devise »Mach dich frei« schnell die Hose durch.

Im Laufe des Jahrhunderts fielen dann immer mehr »die Hüllen«. Zunächst wurde aber noch Stück für Stück um Bewegungsfreiheit gekämpft – das war der berühmte Kampf um die Zentimeter. Dadurch konnten sich schließlich auch andere Bewegungsformen entwickeln. Die Entwicklung von Turnkleidung für Frauen war also immer ein Fortschritt, eine Auflehnung gegen die herrschende Moral und gegen die Einengung von Bewegung.

Interessanterweise ist sie heute ins Gegenteil verkehrt. Die Geschichte der Frauenturnkleidung endet im hautengen Body mit figurbetonten Leggings in Knallfarben. Das ist durchaus funktional und ermöglicht Bewegungsfreiheit; es wird aber eine neue Norm aufgestellt: die Norm des gesunden, gertenschlanken und perfekten Körpers.

Da paßt eine schwangere, runde Frau natürlich nicht rein. Für sie ist das sicherlich eine ambivalente Erfahrung. Doch heutzutage gibt es Wege und Möglichkeiten, auch für schwangere bzw. dickere Frauen geeignete Sportkleidung zu finden (siehe Kapitel »Praktische Tips für den Alltag«).

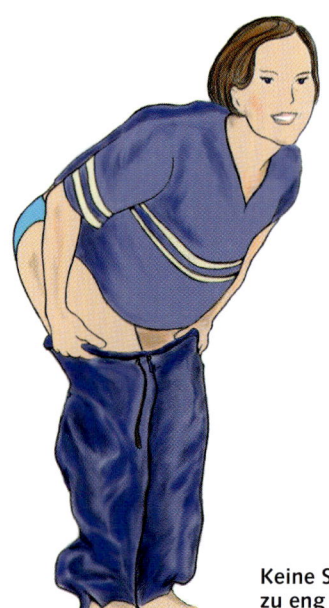

Keine Sorge, wenn die Hosen zu eng werden – es gibt spezielle Sportkleidung für werdende Mütter.

Die drei Phasen einer Schwangerschaft

Was passiert da eigentlich?

Sie wachen nicht morgens auf, schauen an sich herunter und entdecken plötzlich einen dicken Bauch. Sie sind nicht von Anfang an die unbewegliche Matrone, die sich selbst im Spiegel nicht wiedererkennt. Alles geht ganz langsam vor sich, so daß Sie die Möglichkeit haben, sich allmählich an die veränderte Situation zu gewöhnen.

Während der gesamten Schwangerschaft laufen Anpassungsvorgänge ab. Soziale, psychische und vor allem die physischen Adaptationsvorgänge spielen in dieser Zeit eine wichtige Rolle.

Die Frage, ob in der Schwangerschaft Sport getrieben werden darf, ist nicht so pauschal zu beantworten. Eine einfache Regel, die Sie sich merken sollten:

> Genauso wie der Körper sich an die neue Situation anpaßt, sollten Sie Ihre sportliche Betätigung angleichen.

Die Schwangerschaft wird in der medizinischen Literatur in drei Stadien eingeteilt: 1. bis 3. Trimenon (griechisch: menos = Monat).

- 1. Trimenon: Stadium der Anpassung
- 2. Trimenon: Stadium der Gewöhnung oder des Wohlbefindens
- 3. Trimenon: Stadium der Belastung

Worauf sollten Sie in welcher Phase der Schwangerschaft achten?

In der ersten Phase, der sogenannten Frühschwangerschaft, stellt sich der Organismus auf die Schwangerschaft ein. Obwohl es im allgemeinen keinen Grund gibt, auf die Ausübung von Sport zu verzichten, sollte die frühschwangere Frau zunächst sensibler auf den Körper und dessen Signale achten. Zwar kann eine trainierte Sportlerin ihre bisherige Lebensweise und ihre sportlichen Gewohnheiten weiter beibehalten – jedoch nur, wenn sie sich nicht überfordert fühlt. Dies ist ein wichtiger Punkt, denn das subjektive Wohlbefinden ist entscheidend!
Viele Frauen fühlen sich in dieser Phase

Schwanger – na und?

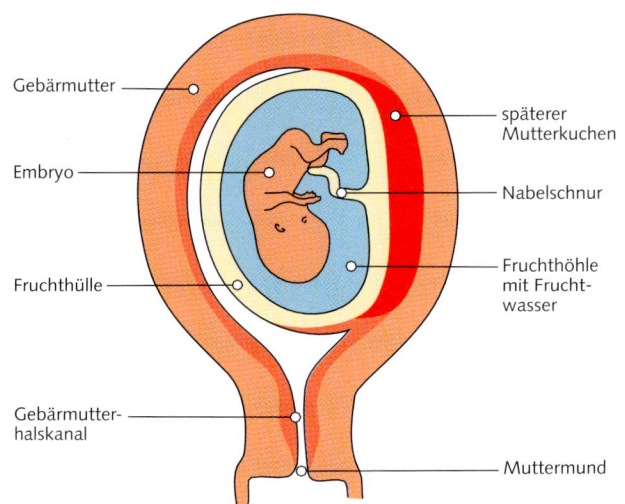

Die Lage des Fetus in der Gebärmutter am Beispiel der 10. Schwangerschaftswoche. Während hier noch ein sensibles Gleichgewicht herrscht, ist der Zustand nach der 12.–14. Schwangerschaftswoche gefestigt.

müde. In dem Fall sollten Sie Ihrem Gefühl nachgeben und sich öfter hinlegen, ruhen und mehr schlafen; der Zustand ändert sich auch wieder. Das Pendel schlägt jedoch sofort in die andere Richtung um, wenn in der Schwangerschaft Probleme auftreten. Dann raten Ärzte zu größerer Zurückhaltung, um Mutter und Kind nicht unnötig zu gefährden. Liegt etwa eine Risikoschwangerschaft vor, so sollte jede Form von körperlicher Aktivität unbedingt mit dem Arzt abgesprochen werden: Welche sportliche Tätigkeiten sind in diesem speziellen Fall angemessen, welche sind zu unterlassen? Welche Intensitäten kann man in den einzelnen Phasen der Schwangerschaft verantworten? Welche Belastung könnte eine Überforderungssituation für Mutter

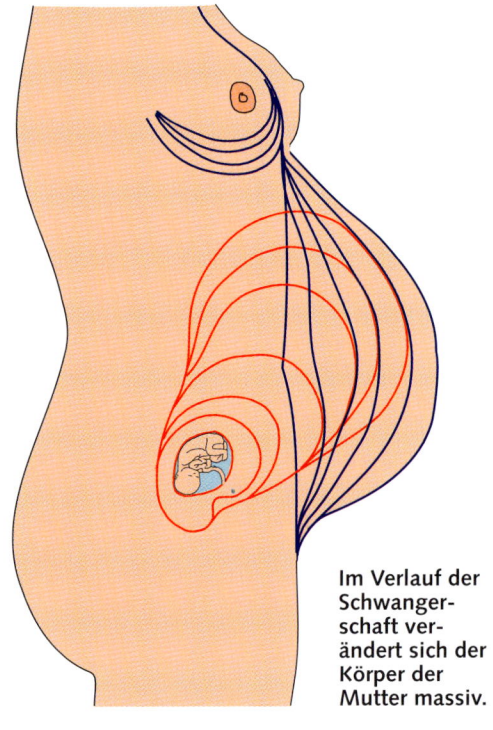

Im Verlauf der Schwangerschaft verändert sich der Körper der Mutter massiv.

Die drei Phasen einer Schwangerschaft

und Kind darstellen? Diese Fragen sollten Sie unbedingt klären!
Die Sorge vieler Frauen, der Fetus könnte durch Sport geschädigt werden, ist dagegen unter Rücksichtnahme auf einige Besonderheiten eher unbegründet. Der Uterus gilt als der am besten geschützte Teil des weiblichen Körpers. Verletzungen treten eigentlich nur bei starken Kräfteeinwirkungen, wie z.B. Autounfällen, auf. Beim normalen Sporttreiben sind Sie im »grünen« Bereich.
Wenn die ersten vier Monate vergangen sind, hat eine psychische und physische Gewöhnung stattgefunden und die sportliche »Karriere« kann wieder mehr in den Vordergrund rücken. Das trifft sich gut – denn genau jetzt haben schwangere Frauen mehr Lust auf Bewegung, weil sie sich wieder fitter fühlen. Aber Achtung! Handicap ist der nun ständig wachsende Bauch, der natürlich die Ausübung bestimmter Sportarten behindert.

Jetzt wird's anstrengend!

In der letzten Phase fühlt die Schwangere sich zunehmend weniger in der Lage, körperliche Arbeit zu leisten. Das gleiche gilt für den Sport. Der Bauchumfang ist weiter angestiegen, und das Gewicht hat um ca. 10–15 kg zugenommen. Die Gelenke sind beweglicher, die Bänder elastischer und die Wirbelsäulengelenke sind aufgrund dieser Umstellung lockerer geworden. Jetzt ist es außerordentlich wichtig, die sportlichen Belastungen zu reduzieren sowie einige Sportarten ganz aus dem Programm zu streichen.
Natürlich sind diese Angaben sehr allgemein und können nur als Orientierung gelten. Die individuelle Situation der Frau ist immer am wichtigsten, also ob sie vor der Schwangerschaft Sport getrieben hat, wie gut sie trainiert ist, ob die Schwangerschaft problemlos verläuft etc.

Frau hat's nicht leicht, wenn sie 20 Pfund mehr als sonst mit sich herumtragen muß.

SCHWANGER – NA UND?

Blickwinkel

Ansichten einer Hebamme

Maritta Schmidt, 32, ist seit acht Jahren Hebamme und arbeitet als Geschäftsführerin des Vereins Geburtshaus Hamburg e. V.

■ *Welche Erfahrungen haben Sie mit sporttreibenden Schwangeren gemacht?*
Für Frauen, die Sport treiben, kann die Geburt einfacher sein. Solche Frauen spüren ihren Körper intensiver und können sich deshalb mehr auf dieses sehr körperliche Erlebnis der Geburt einlassen. Oft verläuft die Geburt dann leichter. Es heißt ja zum Beispiel oft in der medizinischen Literatur, Reiterinnen hätten schwere Geburten, weil der Beckenboden zu straff ist. Diese Erfahrung haben wir nicht gemacht. Es gibt Reiterinnen mit leichten Geburten und Reiterinnen mit schweren Geburten, wie bei allen anderen Frauen, die nicht reiten, auch.

■ *Was sagen Sie zu den Gewichtszunahmen, die laut medizinischer Literatur als normal angesehen werden?*
Frauen wird immer erzählt, daß sie in der Schwangerschaft zwischen 12 und 15 Kilo zunehmen sollten. Alle Frauen, die mehr oder weniger zunehmen, sind nicht mehr in der Norm, also krankhaft. Diese Vorgaben ärgern mich sehr, weil Frauen in unserer Gesellschaft ohnehin immer suggeriert wird, daß sie zu dick sind. Das wird in der Schwangerschaft dann fortgesetzt. Die Gewichtszunahme ist eine sehr individuelle Sache, und jede Frau bzw. jedes Kind hat ein Anrecht auf das eigene Bedürfnis. Es gibt durchaus Frauen, die sehr viel zunehmen. Das kann natürlich für Mutter und Kind gefährlich werden. Aber eine Frau, die 20 oder sogar 25 Kilo zunimmt, ist für mich keine Risikoschwangere, sondern eine Schwangere, die sehr genau beobachtet werden muß – wie jede andere Schwangere auch.

■ *Können Sie das genauer erklären?*
Wir hatten z. B. eine Frau in Betreuung, die normalerweise etwa 55 Kilo wiegt und bei ihren beiden Schwangerschaften je 25 Kilo zugenommen hat. Dieses Gewicht brauchte sie aber als Depot für die Stillzeit, und sie sieht jetzt – auch ohne Diät – wieder genauso aus wie vorher. Auch eine Schwan-

gere, die nur 8 Kilo zunimmt, würde ich erst einmal genau beobachten, aber niemals sagen, das sei nicht normal. Vielleicht ist es für sie genau richtig!

■ *Dann sollte man also ganz nach seinen Gelüsten essen?*
Nein, natürlich nicht. Wenn eine Frau jeden Tag zwei Tafeln Schokolade ißt, würde ich ihr eine Ernährungsberatung ans Herz legen. Wir empfehlen auch nicht, »für zwei« zu essen, obwohl tatsächlich ein Mehrbedarf besteht. Am Anfang der Schwangerschaft ist eine Ernährungsberatung durch die Hebamme oder den Arzt sehr sinnvoll, denn ausgewogene Mahlzeiten sind in der Schwangerschaft besonders wichtig.

■ *Ist es riskant, während der Schwangerschaft das Gewicht absichtlich zu beeinflussen?*
Frauen, die Sport treiben, nehmen ohnehin meist nicht soviel zu, weil sie sich viel bewegen. Am wichtigsten ist es aber, das Kind zu beobachten. Wenn es an der unteren Wachstumsgrenze ist, würde ich so einer Frau raten, sich mehr zu schonen und den Sport zu reduzieren.

■ *Nun haben ja sporttreibende Frauen meistens ein großes Interesse, schnell wieder ihr normales Gewicht zu erlangen, weil sie bald wieder trainieren wollen.*
Die meisten Frauen nehmen in der Stillzeit sehr schnell wieder ab, da durch das Stillen sehr viel Energie verbraucht wird. Viele Frauen haben nach einigen Monaten schon wieder ihr altes Gewicht, passen dann aber trotzdem noch nicht in ihre alten Hosen hinein. Nicht nur die Schwangerschaft dauert neun Monate – man muß einfach noch einmal neun Monate dazurechnen, bis der Körper wieder so ist wie vorher, und das ist meistens erst nach der Abstillzeit der Fall, wenn die normale Hormonsituation wieder einkehrt.

■ *Würden Sie jeder Frau zum Sport raten?*
Ich habe gar keine Bedenken bei Frauen, die immer Sport getrieben haben. Diejenigen, die nie Sport gemacht haben, sind in einer anderen Situation. Da kann man aber Schwimmen, Schwangeren-Yoga oder Wirbelsäulengymnastik empfehlen. Natürlich gibt es auch die »Macherinnen«, die Beruf und Sport ohne Rücksicht auf die Schwangerschaft weiter voll durchziehen. Solche Frauen muß man manchmal ein bißchen bremsen; schließlich ist eine Schwangerschaft ein Ausnahmezustand, dem man auch

Rechnung tragen muß. Bei frühzeitigen Wehen allerdings muß die Schwangere mit dem Sport pausieren. Das kann nur für zwei oder drei Wochen, aber auch für Monate gelten.

■ *Wann können Frauen nach einer Geburt wieder loslegen?*
In der Literatur werden die Schonzeiten oft zu kurz bemessen. Wenn Frauen Hochleistungssport machen und sofort nach der Geburt wieder trainieren wollen, ist das eine sehr individuelle Entscheidung. Ich rate nicht dazu. Der Beckenboden ist nach einer Geburt noch stark gedehnt, und auch bei Frauen, die mit Kaiserschnitt entbunden wurden, hat sich die Beckenbodenmuskalatur durch die Belastung in der Schwangerschaft und durch die Stillhormone gelockert. Die normale Beckenbodenkraft ist nach der Geburt nicht mehr vorhanden. Außerdem ist es auch eine Zeit, in der die Mutter-Kind-Beziehung entsteht, in der sich das Stillen einspielen muß – und damit sind die meisten Frauen genug gefordert.

■ *Was kann also getan werden?*
Ich zeige den Frauen im Wochenbett immer einige Beckenbodenübungen, erkläre die richtige Haltung, das Tragen des Kindes im Tuch, das Schieben des Kinderwagens usw. Nach 6–8 Wochen rate ich, in die Rückbildungsgymnastik zu gehen. Vom Joggen rate ich so lange ab, bis die Frau wieder ein gutes Gefühl im Beckenboden hat. Um das zu überprüfen, kann sie eine Testübung machen: Mit voller Blase und gespreizten Beinen hüpfen – wenn sie dabei keinen Urin verliert, ist der Beckenboden wieder in Ordnung.

■ *Muß man überhaupt zur Geburtsvorbereitung gehen, wenn man ohnehin Sport treibt?*
Das sind zwei völlig verschiedene Dinge, die nicht miteinander konkurrieren. Geburtsvorbereitung besteht ja nur zu einem sehr kleinen Teil aus Gymnastik. Sie beinhaltet vielmehr Übungen, die die Schwangere direkt auf die Geburt vorbereiten sollen. Dabei geht es um Körperwahrnehmung, Atmung, Entspannung und um Beckenbodenübungen. Außerdem erhalten die Paare Informationen über Schwangerschaft, Geburt, Wochenbett und Stillen.

■ *Wer trägt eigentlich die Verantwortung, wenn eine Frau schwanger ist und trotzdem Sport treiben will?*
Natürlich trägt die Frau die Verantwortung. Sie sollte sich allerdings von einem Arzt oder einer Hebamme indi-

viduell beraten lassen. Viele Frauen, die vor der Schwangerschaft viel Sport gemacht haben, sind todunglücklich, wenn sie auf einmal nichts mehr machen dürfen. Ich denke, die meisten Frauen können die Gefahr selbst gut einschätzen. Wenn sie das Gefühl haben, es könnte riskant für ihr Kind werden, dann hören sie von allein auf. Eine Ausnahme sind meines Erachtens Sportarten wie das Skilaufen, wo es immer wieder kopflose Pistenraser gibt, die man schlecht einkalkulieren kann – so etwas ist dann einfach zu gefährlich, weil man es selbst nicht in der Hand hat.

■ *Ihre Tips in Kürze?*
Eine Geburt ist kein Spaziergang. Eine Geburt ist Schwerstarbeit. Ausdauersportarten sind eine gute Möglichkeit, sich darauf vorzubereiten. Muß eine Frau aber z. B. wegen vorzeitiger Wehen lange liegen, hat der Körper trotzdem genügend Leistungsreserven. Für die Geburt ist das wichtigste, daß die Frau »loslassen«, sich auf die Geburt einlassen kann.

Das erste – und bisher einzige – Geburtshaus in Hamburg gibt es seit September 1992. Bis zum Zeitpunkt des Interviews sind in seiner Obhut über 600 Babys zur Welt gekommen. Das Ziel der neun Hebammen ist es, Frauen bzw. Paare vor, während und nach der Geburt ganzheitlich zu betreuen und eine Alternative zur Entbindung im Krankenhaus zu bieten. Neben den Möglichkeiten einer ambulanten Geburt bieten die Frauen im Geburtshaus auch Geburtsvorbereitung, Bauchtanz, Yoga und Rückbildungsgymnastik an.

Beobachtungen aus dem Kreißsaal

Dr. Alexander Braun arbeitet seit drei Jahren als Arzt in einem Hamburger Krankenhaus auf der Entbindungsstation. Seine Stellungnahme ist ein ganz persönlicher Eindruck aus medizinischer Sicht.

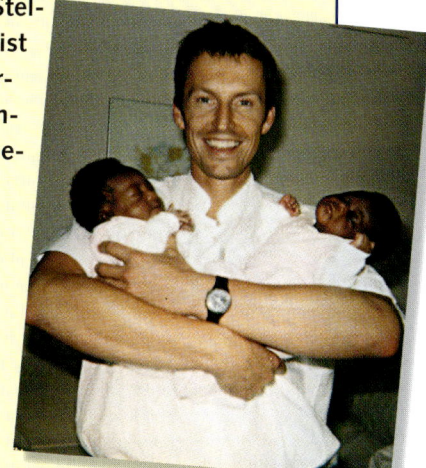

Kinder auf die Welt bringen – meine alltägliche Arbeit im Kreißsaal, wo ich als Assistenzarzt jetzt schon beinahe

Schwanger – na und?

drei Jahre Tage und Nächte verbringe. Ich habe schon viele Geburten miterlebt, zugeschaut, tatkräftig geholfen, getröstet, motiviert, auch gestritten und hektisch entschieden. Trotzdem war ich immer wieder erstaunt und auf seltsame Weise beseelt von diesem wundervollen Ereignis, dieser Naturgewalt der Geburt.

Ich möchte versuchen, den Leserinnen einen Teil ihrer Unwissenheit und Ängste in bezug auf die Geburt zu nehmen, sie aufzuklären und zu motivieren, dieses einzigartige und großartige Geschehen einfach herankommen zu lassen. Eine der gefühlvollsten Oberärztinnnen, die ich in »meinen« drei Kliniken kennengelernt habe, sagte immer zum Abschluß der Vorgespräche: »Lassen Sie die Geburt auf sich zukommen und reagieren Sie so, wie Sie sich in diesem Moment fühlen.«

Dieser eine Satz beinhaltet eigentlich alles, was man vor einer Geburt wissen muß.

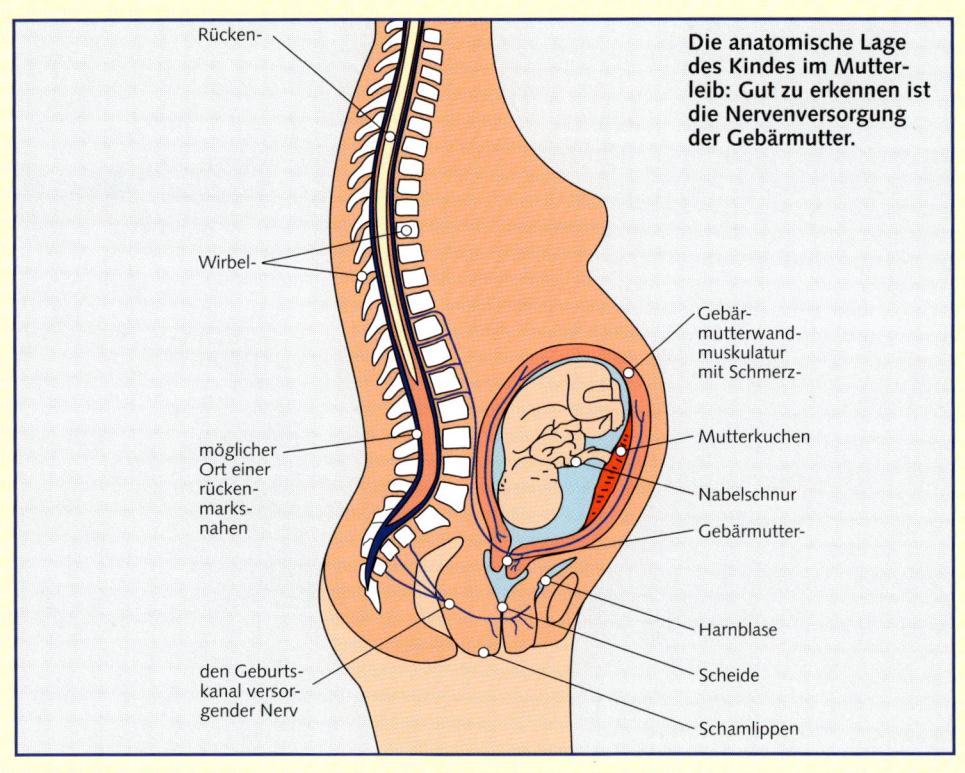

Die anatomische Lage des Kindes im Mutterleib: Gut zu erkennen ist die Nervenversorgung der Gebärmutter.

Die Angst vor den Schmerzen, vor der Unausweichlichkeit dieses Ereignisses ist natürlich vorhanden. Niemand wartet gern auf das Leiden. Ich denke dann oft an die endlosen Minuten im Wartezimmer meines Zahnarztes. Ich sehe mich mit schweißigen Händen mechanisch die Zeitschriften durchblättern, habe Angst und würde mich am liebsten aus dem Staub machen. Doch diese Ängste sind normal und dienen der Verarbeitung – beim Zahnarzt wie im Kreißsaal.

Nachteilig sind nur diese endlosen, manchmal dümmlichen und unsensiblen Kommentare vieler sensationslüsterner Menschen, in diesem Fall meist Frauen. Sie ergötzen sich darin, mit der Schilderung von Horrorszenarien über Geburten der Bekannten einer Bekannten Schwangere zu verunsichern.

Dabei ist jede Geburt für mich wie ein Wunder, das sich seit Beginn der Menschheit und im gesamten Tierreich jeden Tag tausendfach wiederholt. Aber gerade deshalb traue ich mich zu sagen, daß dieses Ereignis der Geburt ein einzigartiges, anstrengendes und fesselndes Erlebnis ist, dem großer Respekt und Bewunderung gebührt. Viele Dinge, denen wir sonst nachjagen, erscheinen in Anbetracht dessen ganz klein und unwichtig.

So viel vorweg. Ich habe bei allen diesen nun schon etwa 700 Geburten kein Paar erlebt, daß nicht in gewisser Weise verzaubert war. Natürlich zum Teil völlig erschöpft, auch schmerzgepeinigt, überrascht und doch am Ende glücklich. Ich bin immer erstaunt, wie die Wehen, die, wie der Name schon sagt, mehr oder weniger starke Schmerzen darstellen, ertragen werden. Es steckt einfach sehr viel Wille dahinter, und viele Frauen sind plötzlich von solch einer Kraft ergriffen, daß der überwiegende Teil der Geburten natürlich geschieht, ohne medizinische Hilfe.

Frauen sind zäh und kräftig

Man erkennt, welche Kraft von den Frauen aufgebracht wird, welche Widerstandsfähigkeit und Zähigkeit Frauen besitzen, die sie zeitlebens über die Männer erheben. Vielleicht kämpfen deshalb die Männer ständig ihren Lebenskampf, dem Mammon und dem Ruhm nachjagend, sich selbst auf die Brust und dem Erfolgreichen auf die Schulter klopfend. Man könnte sogar spekulieren, daß gerade das Ereignis des Gebärens es war, welches Frauen im Laufe der Evolution überlebensstärker und unempfindlicher gegenüber Krankheiten machte und sie älter werden läßt.

Um den Bogen wieder zurück in den Kreißsaal zu schlagen, sei hier der tapfere Mann erwähnt, der gemeinsam mit seiner Frau die Geburt »durchsteht« und gern erzählt, er habe jetzt schon die ganze Nacht nicht mehr geschlafen und kaum etwas gegessen. Das soll heißen, er ist an der Grenze dessen, was er aushalten kann, und sucht nach Anerkennung. Er sieht aber, vor Selbstmitleid unsensibel geworden, nicht mehr seine Partnerin, die Stunden vorher schon mit mäßigen Schmerzen umherging und ihren Mann schlafen ließ, während sie nicht geschlafen und nichts gegessen hat. Sondern vielmehr mit der oben beschriebenen psychischen Belastung kämpft und zu allem noch diese anstrengenden Kontraktionen verspürt. Deshalb gilt jeder Entbindenden höchste Anerkennung für ihre Leistung – und dem Partner ein zumindest verständnisvolles Lächeln.

Das Thema lautet Schwangerschaft und Sport, und ich spezifiziere es und sage: Geburt und Sport. Bei einer Geburt ist ein positives Körpergefühl sehr hilfreich. Diejenigen, die es besitzen, haben es leichter. Sie gehen mit den Zeichen, die ihr Körper aussendet, sehr viel direkter und vertrauter um; sie verlangen im rechten Moment Hilfe und kämpfen sich dort weiter, wo es sinnvoll ist. Sie haben Vertrauen in den eigenen Körper und können in der Regel mit Schmerzen besser umgehen. Sie erkennen aber auch den Moment, in dem sie einsehen müssen, daß jetzt die Unterstützung von Arzt oder Hebamme weiterhelfen muß.

Dies muß zum Teil aber erst erlernt werden, verinnerlicht werden. Was kann die Frau machen, die in ihrer Rolle als Schwangere noch unsicher ist und die nicht alles dem Zufall überlassen möchte?

Sport als Vorbereitung auf die Geburt

Sie kann Sport treiben. Natürlich nur, wenn Sie Lust dazu hat. Denn durch Sport wird vieles erreicht, was für die Geburt wichtig wird. Ich kann Sport von medizinischer und psychologischer Seite nur empfehlen.

Frauen fühlen sich beim Sport stark und selbständig und nicht nur auf eine die Schwangerschaft austragende Hülle reduziert, die sich ständig schonen und von außen stützen lassen muß.

Genau dies ist es, was viele Schwangere aus Unwissenheit falsch machen – weil die Schwiegermutter sagt und die Tante meint… Eine Schwangere muß sich nicht immer schonen und jeder körperlichen und seelischen Belastung aus dem Weg gehen. Natürlich soll sie sich nicht überlasten und inadäquaten Anforderungen aussetzen, aber solange sich eine schwangere Frau wohl fühlt, ist Bewegung wunderschön. Sie führt zu einem größeren Selbstverständnis und Vertrauen in die Schwangerschaft und den veränderten Körper und läßt die Schwangere weiter am gesellschaftlichen Leben teilnehmen. Außerdem erfüllt die Aktivität sie nebenbei, und das zu Recht, mit einem gewissen Stolz über den Zustand der Schwangerschaft.

Diejenigen Frauen, die ohnehin sportlich sind, können nach Absprache mit Hebamme und Arzt weiter joggen, radfahren oder segeln. Diejenigen, die eigentlich schon ewig nicht mehr aus der Puste gekommen sind, möchte ich dennoch motivieren, sich zu bewegen. Natürlich wäre es zuviel für den Organismus, wenn Sie ausgerechnet jetzt ein Power-Programm starten – aber es ist trotzdem sinnvoll, regelmäßig schwimmen zu gehen oder mit Yoga, Rückengymnastik und langen Spaziergängen zu beginnen.

Denn Sport hat für das heranwachsende Kind mehrere positive Effekte. Zwei davon möchte ich hier erläutern, weil sie normalerweise nicht bekannt sind.

Zum einen: Mütter, die sich sehr ruhig und passiv verhalten, viel liegen und sich ängstlich abschotten, setzen auch den späteren Säugling keinerlei natürlichem Streß aus. Dieser Streß ist aber während der Geburt immer gegeben, und in den ersten Lebensstunden und -tagen setzt er sich fort, wenn das kleine Etwas plötzlich alles selbständig erreichen muß. Die Luft zum Atmen muß besorgt werden, die Verdauung in Gang kommen, das Schreien nach Nahrung, nach Wärme und nach Berührung sowieso. Deshalb kann es durchaus positiv sein, daß ein Neugeborenes vor der Geburt etwas Streß durch die Mutter erfährt. Das kann die Kleinen widerstandsfähiger und anpassungsfähiger machen. Amerikanische Studien zeigen, daß Neugeborene sporttreibender Mütter ebenso fit und zum Teil durchaus widerstandsfähiger sind als Neugeborene von inaktiven Müttern. (Zu den Gefahren durch Sport später mehr.)

Zweitens gibt es seit Jahren eine Tendenz zu immer schwereren Neugeborenen. Dies liegt zum einen an der guten Ernährung, zum anderen aber auch am schonenden Verhalten und Behandeln von Schwangeren, eine Philosophie, die auch von den Ärzten in den letzten 10–20 Jahren so vorgegeben wurde. Die Folgen sind häufiger auftretende geburtshilfliche Komplikationen, die allerdings dank der guten medizinischen Versorgung eigentlich immer rechtzeitig behoben werden können.

Eine Geburt ist ein natürliches, »alltägliches« Ereignis

Trotzdem geht heute die Entwicklung zu Recht wieder in eine etwas andere Richtung, hin zu mehr Natürlichkeit und Selbstverständlichkeit. Sehen wir uns die Situation vor 50 Jahren an, auf dem Land beispielsweise, wo die Frauen weder Zeit noch Ruhe zum Gebären hatten und darüber hinaus auch keine gute Ernährung. Die Frauen bekamen damals ihre Kinder meist zu Hause. Oft waren sie bis zur letzten Stunde aktiv in den normalen Alltag eingebunden. Berichten zufolge waren diese Geburten meist leichter als heute.

Daß diese Umstände viele Nachteile hatten und die Säuglings- und Müttersterblichkeit hoch war, ist uns allen bekannt. Und doch war die Nebensächlichkeit der Schwangerschaft für die Geburt von Nutzen. Es wurden nicht solche großen Ängste aufgebaut, nicht alle Eventualitäten in irgendeiner Weise durchdiskutiert und der Tag X mit Unruhe und Nervosität erwartet. Rückblickend gebührt den Frauen Respekt, denen in dieser Situation nur selten Rücksichtnahme oder Anspruch auf besondere Bedürfnisse zugebilligt wurde. Man kann für heute die Erkenntnis nutzen, daß die Natürlichkeit, die eine Schwangere empfand, und die Fortführung des täglichen Lebens durchaus positive Auswirkungen auf die Geburt hatten. Kombiniert man dies mit den heute vorhandenen Annehmlichkeiten und Kontrollen der Medizin, so kann die Geburt natürlich, quasi »selbstverständlich« und doch sicher ablaufen und so leichter werden.

Sport läßt die Kleinen in diesem Zusammenhang schon vor der Geburt etwas spüren von einem »Wohlgefühl der Anstrengung«. Ein sehr wichtiger Aspekt für die spätere Geburt.

Mit Selbstbewußtsein der Angst begegnen

Einige Studien, die die Abläufe während der Geburt in bezug auf Ängste untersucht haben, kamen alle zu dem gleichen Ergebnis: Frauen, die sehr verängstigt und verspannt sind, stressen sowohl sich selbst als auch das Kind und beeinträchtigen außerdem Wehen und Geburtsverlauf nachteilig. Diese Veränderungen lassen sich durch adäquate Schmerzbehandlung zum

Teil beheben. Aber die jeweilige Einstellung der Frauen kann eine große Hilfe für den Geburtsverlauf sein. Nicht jede Frau ist in der Lage, dies zu beeinflussen, und niemand sollte sich Vorwürfe machen, wenn es nicht gelingt, dann ist es eben so und wir können helfen. Aber durch regelmäßigen Sport können Sie sich auf die Situation vorbereiten. Eine schwangere Frau, die sich stark und trainiert fühlt, wird einfach weniger Angst haben.

Ein weiterer Aspekt, der dafür spricht, Sport zu treiben, ist die Tatsache, daß aktive Frauen besser mit den Anleitungen der Hebamme umgehen können. Ihnen fällt es leichter, die Widerstände zu ertragen und dagegen zu agieren oder sich besser nicht zu widersetzen. Eine Geburt verlangt in gewisser Weise das ab, was im Sport auch gelernt und gelebt wird: Durch Körperintelligenz, Selbstverständlichkeit von Körper- und Naturgesetzen, durch Lernen und Befolgen der Regeln und Durchhaltevermögen kommt man zum Erfolg – in diesem Fall zum Kind.

Informieren Sie sich!

Abschließend ist zu sagen, daß es auf jeden Fall sinnvoll ist, sich zu informieren, welche Formen von Sport Sie in der Schwangerschaft betreiben dürfen, welche Sportart Sie weiterführen können und was nicht zu empfehlen ist, zum Beispiel Sport bei vorzeitiger Wehentätigkeit, primärer Schwäche des Muttermundverschlusses, Mehrlingsschwangerschaften oder Lageanomalien (Beckenendlage). Sie erreichen durch Sport ein besseres Schwangerschaftsgefühl, das Gefühl von Selbstsicherheit und auch Spaß an der veränderten körperlichen Situation. Sie können etwas tun, sich damit ablenken von dem unbekannten Ereignis Geburt und gleichzeitig darauf hinarbeiten.

An dieser Stelle erscheint es mir wichtig, sich über die Eigenverantwortlichkeit jeder Schwangeren gegenüber ihrer eigenen und der neu entstehenden Person klar zu werden. Schon in der Schwangerschaft muß ein gegenseitiges Abwägen der Interessen stattfinden – der kindlichen und der mütterlichen. Gerade das wird durch die Frage: Sport – ja oder nein? trainiert.

Sport ist neben gesunder Ernährung, Vorsorgeuntersuchungen und Geburtsvorbereitungskursen eine sinnvolle und ratsame Ergänzung in der Schwangerschaft, vorausgesetzt, Sie haben Lust dazu und das Ausmaß mit dem betreuenden Frauenarzt bzw. Ihrer Hebamme abgesprochen. Und – Sport macht Spaß!

Schwanger – na und?

Eine hochschwangere Läuferin berichtet – ganz privat

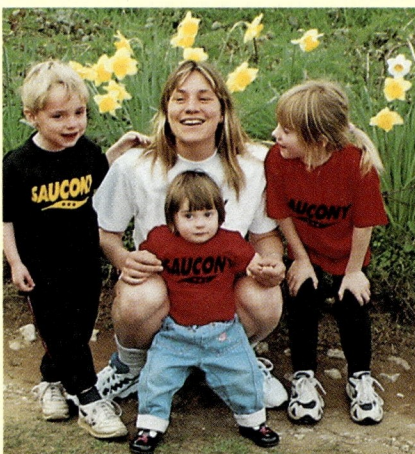

Britta Homer ist bei all ihren Schwangerschaften bis zum letzten Tag joggen gegangen. Beim dritten Kind platzte die Fruchtblase während des Laufens im Wald. Mit dem folgenden Text gewann sie 1997 den Kurzgeschichtenwettbewerb der Laufzeitschrift »Runner's World«. Ihr Gewinn war ein Flug nach New York und die Teilnahme am dortigen Marathon.

■ Ein Lauf zur Weihnachtszeit

Du willst, daß ich Dir eine Geschichte vom Laufen erzähle. Ich kenne viele solcher Geschichten: von Läufen auf Berge und am Meer, in fernen Ländern und in großen Städten. Und doch ist es die Geschichte einer mir sehr bekannten kleinen Runde zu Hause, von der ich wünsche, ich hätte sie in eine Flasche gefüllt, als die Gefühle noch frisch waren, und für weniger glückliche Augenblicke aufbewahrt. Hier ist sie:

Ich erwache früh und rastlos an einem Dezembermorgen, es ist noch dunkel, mein Mann atmet friedlich neben mir. Ich stehe auf, um nach den Kindern zu sehen – wie immer überwältigt mich ihre Zartheit und Schönheit. Ich bin eine kräftige Frau, aber meine Kinder haben die zarten Knochen und schmalen Züge ihres Vaters geerbt. Schwarze Wimpern werfen im schwachen Schein des Nachttischlämpchens dunkle Schatten auf ihre Wangen. Einen Augenblick lang zögere ich. Ich habe das Gefühl, ich kann sie nicht verlassen, nicht einmal eine halbe Stunde lang. Minuten später laufe ich vorsichtig die Einfahrt hinunter. Der Boden ist uneben, und ich bin hochschwanger. Ich erwarte mein drittes Kind. Doch als ich in die geteerte Landstraße einbiege, finde ich meinen Rhythmus. Meine Schritte, mein Herzschlag, mein Atem folgen einem lange einstudiertem Muster, und meine Gedanken sind frei, können wandern.

Ich fühle einen kleinen Kick unter den Rippen, dann das inzwischen bekannte Straffen der Gebärmutter, als ob sie mein Baby umarmt.

Plötzlich, wie ein fernes, verzerrtes Echo, erinnere ich mich an die Worte des Gynäkologen vor einigen Monaten. Wochenlang habe ich sie beiseite geschoben, als das, was sie sind: Worte, die wahrscheinlich nichts bedeuten. Aber jetzt sind sie hier, laut und klar: erhöhtes Risiko eines Chromosomenschadens. Erhöhtes Risiko. Erhöhtes Risiko. Die Worte folgen mir auf jeden Schritt, mir ist übel vor Angst.

Ich versuche, schneller zu laufen, wegzulaufen, doch das gelingt mir nicht: Das Baby bleibt bei mir, und damit auch die Angst. Und dann sehe ich die Bilder von Kindern mit hohlen Augen, Säuglingen mit gespaltenen Lippen und Gaumen, lippenlosen Säuglingen mit mißgebildeten Gesichtern...

Aber Laufen ist mir so vertraut geworden, fast wie ein Freund, ein naher Verwandter, und solange ich mich völlig auf den Ablauf meiner Bewegungen konzentriere, beruhigt mich diese Vertrautheit.

Einatmen, eins, zwei, drei, ausatmen... Allmählich funktioniert es. Es ist dunkel, dunkel, dunkel, ich kann nicht einmal die Schlaglöcher auf der engen Straße sehen, vielleicht laufe ich nirgendwohin. Vielleicht auch irgendwohin, wo es wunderschön ist, an den Rand der Welt oder auf ihren Gipfel – warum nicht?

Vielleicht ist mein Kind trotz allem gesund, oder nur ein wenig häßlich. Ich kann mir nicht vorstellen, noch ein drittes Kind auf die Welt zu bringen, das absolut perfekt ist. Dieses Kind war nicht geplant, es passierte einfach, wie ein kleines Wunder. Es scheint mir, als hätte ich drei Kinder zum Preis von zweien erhalten. Sicherlich ist das dritte ein wenig beschädigt, wie eine Gratisprobe, die man als Beilage im Kaufhaus erhält, wenn man besonders viel eingekauft hat, und die meist völlig nutzlos und lächerlich ist. Aber niemand soll es wagen, mein Kind lächerlich zu nennen, und ich werde es liebhaben, ganz egal wie unvollkommen und häßlich es ist.

Zärtlich streiche ich über meinen großen, dicken Bauch und summe beim Laufen mein besonderes Liebeslied, das ich für mein ungeborenes Kind komponiert habe: »Niemals ahnte ich, daß ich jemand so lieben kann wie Dich.« Es ist schrecklich kitschig. Aber

Schwanger – na und?

jetzt bin ich glücklich, ich bin allein, und es macht mir nichts aus, kitschig zu sein. Es ist dunkel, ich bin sehr schwanger und atme schwer, aber dennoch laufe ich, ich bin auf meinem täglichen Mini-Urlaub, auf meiner Reise ins Land der Euphorie. Ich will Dir ein Geheimnis verraten, aber sage es bitte niemandem weiter, denn ich will nicht, daß jeder von meinen arroganten Gedanken erfährt. Aber im Stillen bewundere ich mich, weil ich immer noch laufen kann, schwanger im neunten Monat und Mutter von zwei kleinen Kindern.

Um ehrlich zu sein, ist dies wohl der Höhepunkt meiner Laufkarriere. Momentan erscheint mir das hier unendlich viel aufregender als der Tag, an dem ich das erste und einzige Mal einen Wettkampf gewann. Es war ein Volkslauf anläßlich des Dorffestes in Lustleigh, und ich besitze einen Pokal als Beweis, daß ich tatsächlich gewann. Aber mein Mann war der einzige, der mich gewinnen sah, meine Tochter war damit beschäftigt, ein Eis zu essen, mein Sohn schlief in seinem Kinderwagen, und alle anderen Dorffestbesucher schauten sich den Wettlauf der Zuchthunde an.

Nein, ich bin weder eine erfolgreiche noch eine talentierte Läuferin, aber das stört mich nicht im geringsten. Ein herrlich langer Abhang erwartet mich, und während ich den Hügel hinunterstürme, befinde ich mich auf meinem Lauf-Hoch: Ich bin eine kräftige Frau, die im Dunkeln die Straße herabkommt – und ich bin selig vor Glück. Bald werde ich zu Hause sein, ich werde meinen Mann wachküssen, mich ganz schnell duschen, bevor ich die Kinder anziehe und füttere, und dann werden wir Zutaten für die wunderbar aromatischen Weihnachtsplätzchen kaufen, die meine Mutter in meiner Kindheit immer gebacken hat...

Am Fuße des Hügels platzt meine Fruchtblase. Der unglaublich kraftvolle Wasserguß überrascht mich, aber ich empfinde keine Angst, keine Panik. Es ist Weihnachten, und ein Kind wird geboren. Ich erinnere mich nicht mehr, ob die Engel sangen, und ich bezweifle es, aber das machte nichts. Denn es waren ganz sicher Sterne am Himmel, und es lag eine sanfte Stille in der Luft. Während ich mich beeilte, vor den Wehen noch nach Hause zu kommen, wußte ich, es würde alles gutgehen. Innerhalb weniger Stunden würde ich mein gesundes, wunderschönes Baby im Arm halten.

Und genau so war es dann auch.

Britta Homer

Diese Geschichte wurde erstmals in der Novemberausgabe 1997 von »Runner's World« veröffentlicht.

LEBENSSITUATION SCHWANGER- SCHAFT

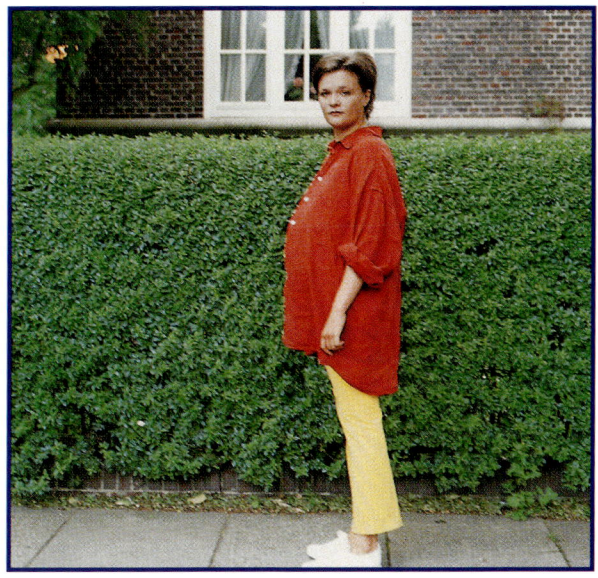

Auch wenn sich vieles durch die Schwangerschaft verändert – das Leben geht weiter. Und damit stürmen neue Anforderungen auf Sie ein: Sie wollen das Baby ausreichend versorgen, aber nicht zu viel zunehmen, Sie wollen psychisch ausgeglichen sein, Sie bereiten sich auf das Leben mit Kind vor, auch der Vater möchte an der Schwangerschaft teilhaben, Sie möchten noch in Urlaub fahren vor der Geburt… Keine Sorge, das kriegen Sie alles hin!

LEBENSSITUATION SCHWANGERSCHAFT

Nebensache Idealfigur

Das leidige Thema Gewicht

War ich denn wirklich so dick? Diesen Satz hört man immer wieder von Müttern beim Anblick ihres riesigen Bauches auf einem Foto oder Video.
Das Gewicht ist für viele Frauen in bezug auf eine Schwangerschaft ein leidiges Thema. Sportlerinnen quält oft der Gedanke an den dicken Bauch, den sie bald vor sich herschieben werden. Nicht nur der Bauch, sondern auch die Oberschenkel werden dicker, und natürlich ist da immer die Angst, ein für allemal außer Form zu geraten. Mal ganz abgesehen von den Schwangerschaftsstreifen, die vielleicht zurückbleiben könnten. Viele sportliche Frauen sprechen die Sorge offen aus: Sie haben keine Lust, nach der Schwangerschaft noch ewig mit dem Übergewicht zu kämpfen.
Das ist auch nicht verwunderlich, denn mal abgesehen vom westeuropäischen Schönheitsideal gibt es auch viele andere gute Gründe, die Schlanksein erstrebenswert machen. Wenn die Frauen ins Studio kommen, hört man bei aller Freude über ihre Schwangerschaft häufig: »Jetzt war ich gerade wieder schlank und bin schon wieder schwanger.«

Auch die Männer wünschen sich meist – natürlich heimlich, um nicht als Chauvi dazustehen –, daß ihre Partnerin hinterher wieder aussehen möge wie vorher. Auch wenn sie Stein und Bein schwören, daß sie ihre Frau trotz figürlicher Veränderung weiterhin total lieben werden. Es gibt aber auch diejenigen, die ihre schwangere Frau, ihre »Fruchtbarkeitsgöttin«, gerade jetzt besonders erotisch finden.

Wieviel dürfen Sie also zunehmen?

Durchschnittlich nehmen Frauen in einer Schwangerschaft von 40 Wochen 10–15 kg zu. Aber jede Zunahme zwischen 8 kg und 20 kg gilt als normal. Wer untergewichtig ist, sollte etwas mehr zunehmen, was bei Übergewichtigen nicht so entscheidend ist. Nach den ersten drei Schwangerschaftsmonaten sollte die durchschnittliche Gewichtszunahme ein Pfund pro Woche betragen. Obwohl die durchschnittliche Gewichtszunahme am Ende des dritten Schwangerschaftsmonats 2–4 Pfund beträgt, nehmen viele Frauen in der Früh-

NEBENSACHE IDEALFIGUR

phase der Schwangerschaft sogar ab. Das kommt durch die weitverbreitete morgendliche Übelkeit, die es oft schwierig macht, Nahrung bei sich zu behalten. Die größte Gewichtszunahme zeigt sich dann in der zweiten Schwangerschaftshälfte.

Übergewichtige sollten versuchen, weniger zuzunehmen, und das genaue Gewicht mit dem Arzt oder auch mit ihrer Hebamme abstimmen.

Ungewöhnliche Gewichtssteigerungen, d. h. mehr als 1 kg pro Woche, sind beunruhigend und können nicht mehr durch Neubildung von Gewebe erklärt werden. Sie können eventuell ein Frühsymptom von beginnender EPH-Gestose sein. So werden durch die Schwangerschaft bedingte Erkrankungen bezeichnet, die in der zweiten Hälfte der Schwangerschaft auftreten können und sich durch eine Blutdruckerhöhung, erhöhte Eiweißausscheidung im Urin und massive Wassereinlagerung im Unterhautgewebe bemerkbar machen. Sie müssen dementsprechend beachtet werden.

Die gesamte Zunahme am Ende der Schwangerschaft gliedert sich wie folgt auf: Das Kind wiegt etwa ein Viertel, nämlich 3,5 kg, Fruchtwasser, Plazenta, vergrößerte Gebärmutter und Brüste sowie zusätzliches Blutvolumen machen etwa die Hälfte des Gewichtes aus, und das letzte Viertel von 3–4 kg wird als Fett- bzw. Wasserspeicher angelegt. Fett und Wasser lagern sich, gesteuert vom Progesteron, vor allem unter der Haut an Oberschenkeln, Hüften und Bauch ab. Diese Fettspeicher stellen Energie für die Endphase der Schwangerschaft und die Stillzeit bereit, wenn der Energiebedarf des Babys am höchsten ist. In der späten Schwangerschaft wird dann Fett mobilisiert; es bleibt bis kurz nach der Geburt erhalten. Das heißt konkret: Verschiedene Schwangerschaftshormone veranlassen ihren Körper, in der Schwangerschaftsmitte Fettdepots anzulegen und sie später wieder abzubauen. Dieses Fett ist sehr wichtig, um das Baby ausreichend zu versorgen. Eine ausreichende Gewichtszunahme ist Voraussetzung für einen ungestörten Schwangerschaftsverlauf.

Der bange Blick auf die Waage begleitet viele Schwangerschaften.

Lebenssituation Schwangerschaft

Wie gefährlich ist eine große Gewichtszunahme? Dürfen Sie während der Schwangerschaft Diät halten?

Es ist nicht nur aus kosmetischer Sicht ein Problem, wenn sich die Kilos zu rasch anhäufen. Übergewicht und rasche Gewichtszunahme können das Risiko der Entstehung eines Schwangerschaftsdiabetes erhöhen. Es ist eine Form des Diabetes, die zunächst nur in der Schwangerschaft auftritt und danach wieder vergeht. Aber der Schwangerschaftsdiabetes kann auch ein ernsthaftes und langfristiges Problem werden. In der Schwangerschaft bedeutet er für den Fetus wie auch für die Mutter eine erhöhte Gefahr.

Mal abgesehen von den möglichen schwangerschaftsspezifischen Schäden, ist Übergewicht eine große Belastung für Herz, Kreislauf und Gelenke. Deshalb hält man eine Zufuhr von 1800 Kalorien für vertretbar, wenn Sie bereits vor der Schwangerschaft zuviel auf die Waage gebracht haben. Dann wird eine Gewichtszunahme unter 10 kg angestrebt.

Strenge Diäten und Radikalkuren sind jetzt natürlich tabu – mal abgesehen davon, daß so etwas ohnehin nichts bringt. Bei »normalen« Diäten sollten Sie beachten, daß sie zu Mangelzuständen an Vitaminen, Mineralien und Eiweißen führen können, denn Übergewicht ist nicht gleichbedeutend mit einem Überschuß an Stoffen, die in der Schwangerschaft verstärkt benötigt werden. Gerade in der Schwangerschaft kann bisherige Fehl- oder einseitige Ernährung beim heranwachsenden Fetus großen Schaden anrichten. Daher ist in der Schwangerschaft von einer gewichtsreduzierenden Diät abzuraten.

Können durch eine Schwangerschaft lebenslange Gewichtsprobleme zurückbleiben?

Wer nach der Entbindung nur die empfohlenen 3–4 kg mehr auf die Waage bringt als vor der Schwangerschaft, wird ganz sicher keine Gewichtsprobleme bekommen. Sobald Sie anfangen zu stillen, brauchen Sie pro Tag 1000 Kalorien zusätzlich. Deshalb sind die Fettdepots eine Vorsichtsmaßnahme der Natur aus alter Zeit – denn im Falle einer »Hungersnot« im späten Stadium der Schwangerschaft oder in der Stillzeit ist zur Sicherheit noch ein Vorratslager mit Nahrung vorbereitet. Sobald die Milchproduktion einsetzt und Sie mit dem Stillen beginnen, werden die Fettvorräte weitestgehend aufgebraucht. Unserer Erfahrung nach sind Frauen, die vor der Schwangerschaft schlank waren, meist schon nach 3–4 Monaten wieder auf ihrem alten Gewicht. Anders kann es bei Frauen sein, die sich schon vor der Schwangerschaft mit Gewichtsproblemen herumgeschlagen haben. Sie gehen während der Schwangerschaft oft in die Breite, weil viele von ihnen das Gefühl haben, nun endlich einmal nicht aufpassen zu müssen. Sie geben ihren persönlichen Kampf um das Idealgewicht schnell auf und »futtern für zwei«. In solchen Fällen wird die Schwangerschaft sozusagen als Entschuldigung für unkontrolliertes Essen benutzt.

Wir haben bei unserer Arbeit als Sportlehrerinnen die Erfahrung gemacht, daß es wichtig ist, das Gewicht durch Training und gezielte, ausgewogene Kost möglichst bald wieder zu reduzieren. Frauen, die das Abnehmen auf die lange Bank schieben, ärgern sich oft lange mit den Pfunden herum und sind dementsprechend unglücklich. Mit dem Training können Sie aber, auch wenn Sie stillen, sofort wieder beginnen.

Untergewicht und Schwangerschaft

Wer zuwenig wiegt oder die empfohlene Gewichtszunahme nicht einhält, obwohl kein Übergewicht besteht, kann seinem Baby ernsthaft schaden. Denn zwischen dem Geburtsgewicht des Kindes und dem Gewicht der Mutter besteht ein Zusammenhang. Deshalb sollte besonders bei sehr schlanken Sportlerinnen auf eine ausreichende Zunahme des Gewichtes geachtet werden. Die Beziehung zwischen der mütterlichen Mangelernährung und dem Wachstum des Kindes ist offenbar sehr komplex und kann noch nicht im Detail erklärt werden. Aber eines ist sicher: Ein niedriges Körpergewicht vor der Schwangerschaft, eine mangelnde Gewichtszunahme und ein niedriger diastolischer Blutdruck sind sehr ungünstige Voraussetzungen für die Versorgung des Fetus. Das kindliche Wachstum kann verzögert werden, was eine schädliche Auswirkung auf das spätere Wachstum und die Entwicklung haben kann. Außerdem ist das Kind mit großer Wahrscheinlichkeit untergewichtig und kleiner als der Durchschnitt. Mangelnde Gewichtszunahme (»Hungern«), Rauchen, aber auch zu hohe und lange körperliche Anstrengungen können das Kind durch die mütterliche Mangelversorgung ernsthaft gefährden!

Wie verändert sich mein Körper?

Zunächst, wie im vorangegangenen Kapitel angesprochen, wirkt sich die Schwangerschaft im Kopf aus – aber es dauert nicht allzu lange, da wird es ernst. Der Körper verändert sich langsam, aber sicher.

Die Gewichtszunahme ist die Veränderung, die am deutlichsten zu sehen ist. Und diesen Sachverhalt sollte man bei der Ausübung von Sport auf alle Fälle beachten. Durch das erhöhte Gewicht kommt es zu einer Mehrbelastung der

Lebenssituation Schwangerschaft

Gelenke. Ganz besonders deutlich zu bemerken ist sie im unteren Körperbereich, der am meisten tragen muß: Bei den Hüft-, Knie- und Fußgelenken macht das sogar bis zu 100 Prozent aus. Das berüchtigte Fußumknicken ist auch ein Resultat dieser Mehrbelastung. Also, aufgepaßt beim Sport!

Das Kreuz mit dem Rücken

Ein weiteres Problem, das sich schwangeren Frauen immer wieder stellt, sind Rückenschmerzen. Einerseits ist es das oben schon erwähnte erhöhte Gewicht, das diese Schmerzen verursachen kann, andererseits sind es die hormonell bedingten Lockerungserscheinungen im Bereich des gesamten Bandapparates, die einem unter Umständen das Leben schwermachen. Oftmals werden die Rückenprobleme noch verstärkt, denn mit zunehmenden Bauchumfang ergibt sich eine Schwerpunktverlagerung des Körpers, die insbesondere im Bereich der Lendenwirbel unangenehme Rückenschmerzen nach sich zieht. Teilweise können Rückenschmerzen auch auf eine ungünstige Lage des Kindes zurückgeführt werden.

Beim Sport sollten Sie dieser Schwerpunktverlagerung unbedingt Rechnung tragen. Besonders in der späten Schwangerschaft, wenn der Bauch schon ziemli-

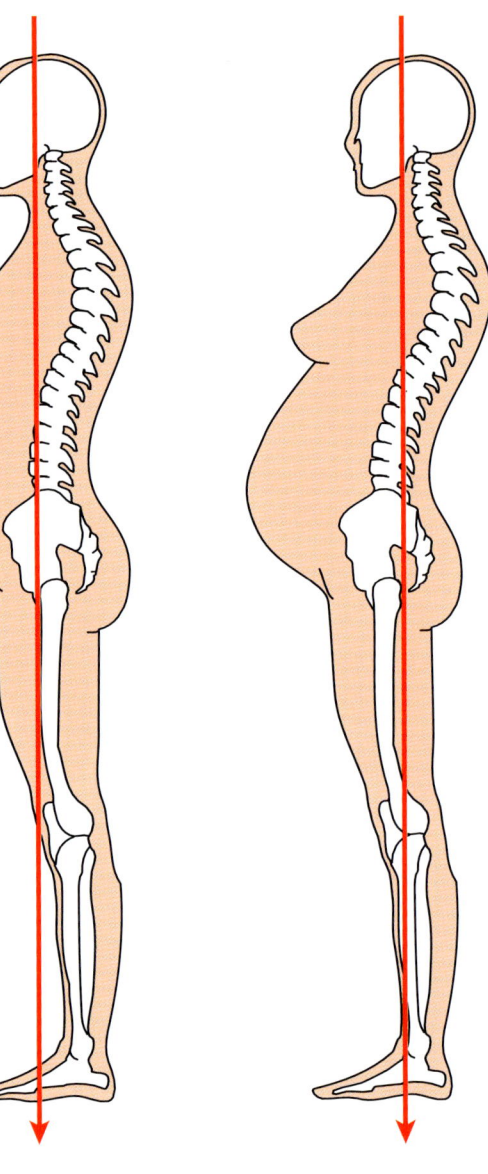

Der Vergleich der Statik einer nicht- bzw. frühschwangeren Frau (links) mit der einer spätschwangeren Frau macht die Schwerpunktverlagerung deutlich.

che Ausmaße angenommen hat, können Gleichgewichtsprobleme auftauchen, die Sie im Auge behalten sollten. Vorsicht bei Sportarten, die hohe Anforderungen stellen!

Diese Veränderungen haben aber auch ihren Sinn und Zweck. Die gelockerten Band- und Gelenkstrukturen haben die Aufgabe, das Becken auf die Entbindung und auf den Durchtritt des Kindes vorzubereiten. In Fachkreisen spricht man von der »physiologischen Beckenauflockerung«, die ganz typisch für eine Schwangerschaft und notwendig für die Geburt ist.

Der Blick in den Spiegel verrät oft vieles – wer kennt sie nicht, die Bindegewebsveränderungen, über die so viele Schwangere todunglücklich sind. (Übrigens nicht nur Schwangere!) Dafür verantwortlich ist die vermehrte Bereitstellung von Wasser im mütterlichen Unterhautgewebe. So wird ein intensiver Wasser-, Elektrolyt- und Blutaustausch zwischen Mutter und Kind gesichert. Der gesamte Wasserhaushalt steigt um geschätzt etwa 6–7 Liter an. Kein Wunder, daß der Körper sich bei dieser Menge äußerlich verändert.

Wie sieht's aus mit der Sauerstoff- und Energieversorgung?

Ganz klar, zu zweit verbrauchen Sie mehr Energie als allein. Neben dem eigenen Körper gibt's jetzt einen zweiten, der am gleichen Netz hängt. Deswegen steigt der Grundumsatz um ca. 20 Prozent an, um die nötige Energieversorgung aufzubringen. Da muß das Kraftwerk Mensch natürlich größere Leistung bringen.

Der Sauerstoffverbrauch nimmt zu und ist für diese Erhöhung des Grundumsatzes mit verantwortlich. Eigentlich läge es da nahe, daß sich die Atemfrequenz erhöht – aber das tut sie nicht. Nur das Atemvolumen paßt sich an die Schwangerschaft an, d. h., der schwangere Körper kann bis zu 60 Prozent mehr Sauerstoff pro Minute aufnehmen. Erstaunlich! Wenn man diese Tatsache vor einem sportlichen Hintergrund sieht, könnte man da beachtliche Kapazitäten entdecken.

Auch im Bereich Herz-Kreislauf-System erfährt eine werdende Mutter Veränderungen. Schon ziemlich am Anfang, im frühen Stadium der Schwangerschaft, stellt sich der Kreislauf um. Das Blutvolumen nimmt zu, die Herzfrequenz steigt, und folglich erhöht sich das Herzminutenvolumen.

Keine Sorge, alles halb so schlimm! Der weibliche Körper ist wunderbarerweise in der Lage, sich in kürzester Zeit wieder in Topform zu bringen. Welche Möglichkeiten Schwangere haben, um gar nicht erst die Puste und die Form zu verlieren, ist differenziert im Kapitel »Die Hitliste der Schwangerschaftssportarten« nachzulesen.

LEBENSSITUATION SCHWANGERSCHAFT

Die Ernährung
»Futtern für zwei?«

Das Thema Gewicht wurde im vorangegangenen Kapitel bereits eingehend behandelt. Wie Sie Ihr Gewicht im Griff behalten und gleichzeitig Ihren Körper am besten mit Nährstoffen versorgen, soll nun näher erläutert werden.

»Kind, du muß jetzt für zwei essen«, werden Schwangere immer wieder von ihren Müttern und Schwiegermüttern hören, die selbstredend mit einer Wagenladung voll Kuchen vorbeischauen. Aber so wie Sie auch sonst nicht immer ihrem Rat folgen, sollten Sie auch hier selbst entscheiden.

Das mit dem Essen für zwei klingt logisch, ist aber ein Märchen. Obwohl sich viele Frauen darauf freuen, endlich mal nach Herzenslust essen zu dürfen, ist der zusätzliche Nahrungsbedarf in der frühen Schwangerschaft wirklich gering. Sie brauchen jetzt noch gar keine Extrakalorien, denn erst in den letzten drei Monaten erhöht sich der Energiebedarf. Für diese Zeit werden zusätzlich 50–200 Kalorien pro Tag empfohlen. Das ist nicht viel: Eine Birne oder ein Käsebrot zusätzlich reichen völlig aus.

Als Faustregel gilt: »Besser essen!«

Es gibt allerdings keine starren Vorschriften, denn der zusätzliche Bedarf hängt davon ab, ob Sie vor der Schwangerschaft normal-, unter- oder übergewichtig waren.
Übergewichtige Frauen brauchen die Energiezufuhr überhaupt nicht erhöhen, untergewichtige können natürlich auch gern mehr essen, als empfohlen wird.

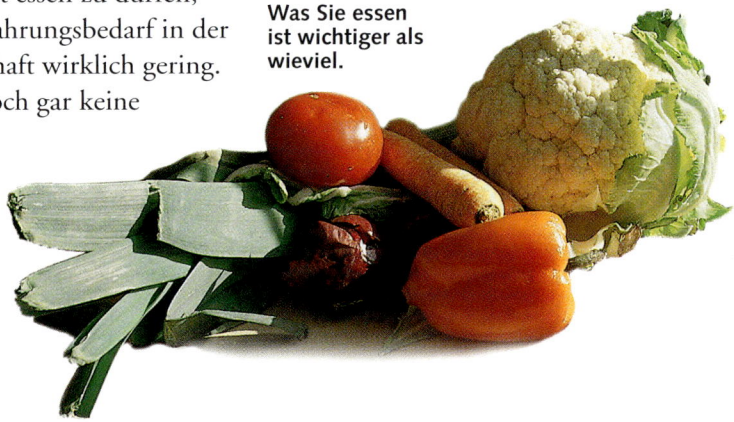

Was Sie essen ist wichtiger als wieviel.

Die Ernährung

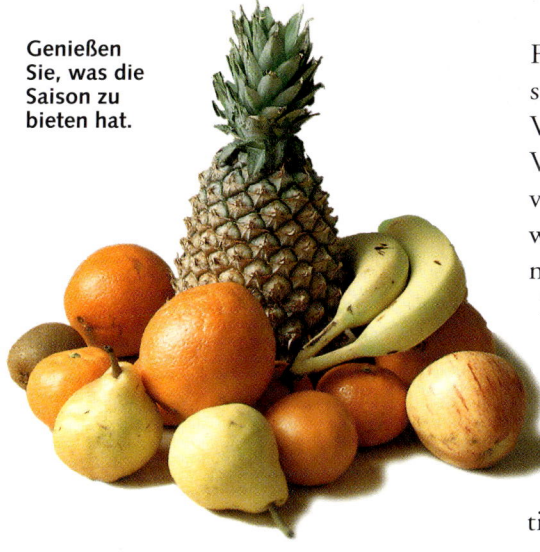

Genießen Sie, was die Saison zu bieten hat.

Allerdings sollten Sie die Qualität ihrer Nahrung verbessern, um sich gezielter mit bestimmten Nährstoffen zu versorgen. Der menschliche Körper kann nämlich Vitamine und Nährstoffe, die über die Nahrung aufgenommen werden, viel besser verarbeiten als irgendwelche Zusatzpräparate. Dazu in den folgenden Abschnitten einige Erklärungen und Tips.

Vitamine, Spurenelemente und Mineralstoffe – die Fitmacher

Theoretisch sind Sie in der Lage, alles, was Sie brauchen, mit der Ernährung abzudecken. Trotzdem ist es vernünftig, zusätzlich Vitaminpräparate einzunehmen. Gesundheitsbehörden empfehlen eine gesteigerte Zufuhr von Thiamin (Vitamin B_1), Riboflavin (Vitamin B_2),

Folsäure, die besonders in der Frühschwangerschaft wichtig ist, sowie von Vitamin D, C und kleineren Mengen Vitamin A. Diese Substanzen sind für viele Stoffwechselvorgänge absolut notwendig und können vom Körper selbst nicht gebildet werden. Der neu entstehende Organismus mit seinen vielseitigen Organbildungen ist auf sie angewiesen, und ein echter Mangel kann fatale Folgen haben.

Essen Sie viel Obst und Gemüse – es ist reich an den wichtigen bioaktiven Pflanzenstoffen, die wiederum nicht in Vitaminpräparaten enthalten sind. Hier sind die wichtigen Nährstoffe optimal zusammengesetzt.

Aber Vorsicht! Durch unsachgemäße Lagerung von Frischgemüse beim Transport oder im Laden (beispielsweise draußen in der prallen Sonne) verliert Gemüse häufig viele Vitamine, bevor es überhaupt in der Küche angekommen ist. Tiefkühlware wird dagegen direkt nach der Ernte eingefroren, und Kühlung ist der beste Schutz für Vitamine. Vitamin C gilt als das lichtempfindlichste Vitamin. Luftsauerstoff, Sonneneinstrahlung und Hitze setzen ihm zu. Deshalb muß Vitamin-C-reiches Gemüse oder Obst immer dunkel und trocken gelagert werden. Darauf sollten sie in der Schwangerschaft besonders achten. Denn leider können wir Vitamin C nicht speichern: Es muß täglich mit der Nahrung zugeführt werden. Grundsätz-

Lebenssituation Schwangerschaft

lich sind Pillen und Tabletten nur als Ergänzung zu einer ausgewogenen Ernährung zu sehen, nie als Ersatz.
Und wie sieht's aus mit dem Mineralstoffen? Sie sollten vorsichtshalber darauf achten, daß Ihre Speicher gut gefüllt sind. Dann wird es dem Nachwuchs an nichts mangeln.
Die wichtigsten Stoffe sind:

Eisen

Der Eisenhaushalt wird während Schwangerschaft und Stillzeit maximal beansprucht. Eine Eisenaufnahme durch die Nahrung ist aber nur begrenzt möglich. Daher gilt dem Eisenwert höchste Aufmerksamkeit. Sportlerinnen haben oft geringe Eisenspeicher, so daß während und nach der Schwangerschaft häufig ein Eisenmangel besteht, der zur Eisenmangelanämie führt.
Der Mehrbedarf an Eisen ist enorm. Es ist vor allem für die Produktion von Hämoglobin in den roten Blutkörperchen erforderlich. Davon werden in der Schwangerschaft viel mehr benötigt, um Sauerstoff zu Ihrem Baby zu transportieren. Außerdem muß das Heranwachsende ebenfalls reichlich rote Blutkörperchen bilden, um den Sauerstoff von den Blutkörperchen der Mutter zu übernehmen. Etwa ein Drittel Ihrer Eisenspeicher werden für diesen Zweck verwendet. Deshalb muß während der Schwangerschaft in der Nahrung genügend Eisen enthalten sein.

Über den Konsum von mageren Fleischsorten kann die Eisenzufuhr erheblich gesteigert werden. Denn zur Deckung des erhöhten Eisenbedarfs in der Schwangerschaft nimmt die Resorptionsfähigkeit (Auswertung der Nahrung) zu. Normalerweise nützt der Körper nur etwa 7–10 Prozent des Eisens aus der Nahrung. Gegen Ende der Schwangerschaft steigt dieser Wert auf 30–40 Prozent an.
Wenn Sie also ohnehin unter Eisenmangel leiden, sind zusätzliche Präparate durchaus notwendig. Die empfohlene Tagesmenge an Eisen beträgt 14,8 mg. Die nachfolgende Tabelle gibt über den Eisengehalt in verschiedenen Lebensmitteln Aufschluß:

Der Eisengehalt in Lebensmitteln

Nahrungsmittel	Portionsgröße	Eisengehalt (mg/Portion)
Rindfleisch (kein rohes Fleisch)	100 g	2,8
Hähnchenfleisch	100 g	1,8
Sardinen	100 g	2,5
Linsen (gekocht)	100 g	6,9
Fenchel (roh)	100 g	2,7
Spinat (gekocht)	100 g	2,2
Eier	2 Stück	1,6
Corn Flakes	100 g	2,0
Müsli	100 g	3,0
Vollkornbrot	100 g	2,5

Die Ernährung

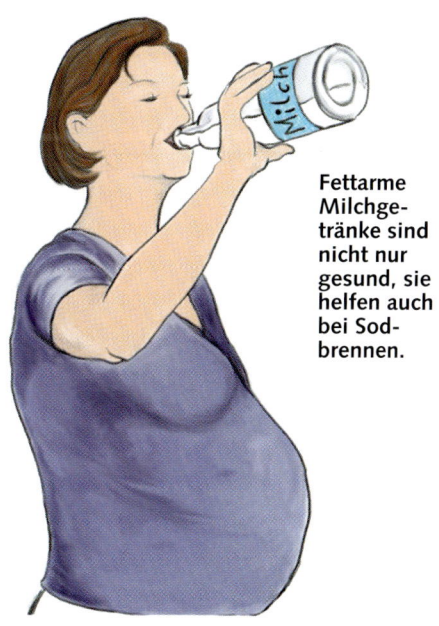

Fettarme Milchgetränke sind nicht nur gesund, sie helfen auch bei Sodbrennen.

Kalzium

Kalzium ist für die Entwicklung der Zähne und der Knochen notwendig. Wenn es auch wissenschaftlich noch nicht exakt nachgewiesen ist, spielt es wohl bei der Blutdruckregulierung des schwangeren Organismus eine Rolle. Erst in den letzten zehn Wochen, wenn das Baby schneller wächst, haben Sie einen erhöhten Bedarf, den Sie am besten durch magere Trinkmilch und Milchprodukte decken können.
Das Baby wird durch Ihre Kalziumspeicher – das sind die Knochen – versorgt. Außerdem hat die Natur vorgesorgt: Der schwangere Körper wertet die Nahrung einfach besser aus.

Magnesium

Magnesium wird Schwangeren oft in der zweiten Hälfte der Schwangerschaft prophylaktisch gegeben, um vorzeitigen Uteruskontraktionen oder Gestosen vorzubeugen und um die Durchblutung der Gebärmutter und des Mutterkuchens zu erhöhen. Es ist reichlich in Kakaoprodukten, Nüssen, Vollkornbrot und Hülsenfrüchten enthalten.

Zink

Dieser Mineralstoff hat mehrere Funktionen. Um ganz von vorn anzufangen: Zink ist für gesundes Sperma wichtig. Also muß auch der Partner genügend Zink bekommen, wenn eine Schwangerschaft geplant wird. Wenn es geklappt hat mit dem Nachwuchs, brauchen Sie selbst viel Zink, weil es bei der Zellteilung eine entscheidende Rolle spielt. Es ist deshalb für das Wachstum Ihres Babys verantwortlich.
Wie beim Eisen stammt das zusätzlich benötigte Zink zum Teil aus Ihren Speichern und zum Teil aus der Nahrung. Während der Schwangerschaft kann es im Darm leichter resorbiert werden. Deshalb gibt es keine offiziellen Empfehlungen für einen erhöhten Verzehr oder für die Einnahme von Zusatzpräparaten.
Wenn Ihnen geraten wurde, Eisenpräparate einzunehmen, sollten Sie Ihren Arzt auch nach der Zinkzufuhr

fragen. Denn eine vergrößerte Eisenzufuhr kann die Zinkaufnahmefähigkeit des Körpers hemmen. Falls Sie weitere Informationen benötigen, lassen Sie sich von Medizinern oder Ernährungsfachleuten beraten.

Wie Sie sich die angesprochenen wichtigen Nährstoffe über die Nahrung gezielt zuführen können, zeigt die untenstehende Tabelle.

Das gilt besonders für Sportlerinnen, die sich bewußt fettarm ernähren. Denn die beiden essentiellen Fettsäuren, Linolsäure und Linolensäure, können nicht vom Körper hergestellt werden. Sie werden, nachdem sie durch die Nahrung aufgenommen wurden, in Archidonsäure bzw. Docasahexensäure umgewandelt und sind für die Entwicklung des Gehirns und des zentralen Nervensystems bedeutsam. Sie werden für die

Wo Sie welche Nährstoffe finden

Kalzium	fettarme Milch, Joghurt, Käse, Frischkäse, Quark, dunkelgrünes Gemüse, Hülsenfrüchte, Mandeln (Achtung: Mandeln sind fett!), Sardinen, Krabben, Feigen
Eisen	rotes Fleisch, Leber, Vollkornbrot, Frühstücksflocken (vollwertig), dunkelgrünes Gemüse, Hülsenfrüchte, Bananen
Zink	rotes Fleisch, Vollkornbrot und Getreidesorten, Nüsse (fett!), Samen, Eier
Folsäure	grünes Blattgemüse, Leber, Vollkorngetreide, Eier, Hülsenfrüchte, Bananen
Vitamin D	fetter Fisch, Eier, Margarine, angereicherte Frühstücksflocken
Vitamin-B-Komplex	Vollkorngetreide, Hülsenfrüchte, Nüsse, Fleisch, Milch, Käse
Vitamin C	Erdbeeren, Himbeeren, schwarze Johannisbeeren, Orangen, Kiwis, Zitronen, grünes Gemüse, Paprikaschoten, Tomaten

Fette – die Schlappmacher

Bestimmte Arten von Fett braucht der schwangere Körper unbedingt. Deshalb müssen Sie darauf achten, daß Ihr Körper regelmäßig damit versorgt wird.

Zellentwicklung benötigt und – nebenbei – auch für gute Spermaqualität. Außerdem ist die Aufnahme einiger Vitamine nur mit dem gleichzeitigen Verzehr von Fett in der Nahrung möglich (etwa bei Vitamin A).

Die Ernährung

Für Frauen, die sich extrem fettarm ernähren, kann das bedeuten, daß sie die Fettmenge, die sie normalerweise essen, leicht erhöhen müssen. Pflanzenöl (Sonnenblumen-, Rapsöl), fetter Fisch (Sardinen, Makrelen), Nüsse und Samen sind gute Quellen für essentielle Fettsäuren. Ein Eßlöffel Öl oder 25 Gramm Nüsse oder Samen täglich bieten eine ausreichende Versorgung. Außerdem wird empfohlen, einmal in der Woche fetten Fisch zu essen.

Kaffee, Cappuccino oder Muckefuck?

Koffein wird während der Schwangerschaft langsamer vom Körper abgebaut. Das gilt vor allem für die letzten drei Monate. Koffein tritt ungehindert durch die Plazentaschranke, aber es gibt keine Hinweise darauf, daß ein gemäßigter Konsum schädlich ist. Unter mäßigem Konsum versteht man 2–3 Tassen täglich.

Falls Sie gern Bohnenkaffee, Melange oder Cappuccino schlürfen, können sie das in Maßen mit gutem Gewissen weiterhin tun: Wichtig ist nur, daß Sie sich kein extrem starkes Gebräu kochen. Die meisten Schwangeren entwickeln ohnehin eine Abneigung gegen Kaffee und Tee und steigen auf Getreidekaffee oder Muckefuck bzw. Kräutertee um.

In einigen frühen Studien wurde dokumentiert, daß hoher Koffeinkonsum die Fruchtbarkeit und das Geburtsgewicht verringern könne, außerdem erhöhe sich die Gefahr von Fehlbildungen. Diese Studien haben sich aber nicht bestätigt. Alle neueren, umfassenderen Untersuchungen konnten keine negativen Auswirkungen beweisen. Sie dürfen es also genießen, wenn der Kaffee mal wieder fertig ist.

Hochprozentig oder alkoholfrei?

Auch Alkohol kann aus Ihrem Blutkreislauf ungehindert über die Plazenta in das Blut Ihres Babys gelangen. Deshalb kann ein hoher Alkoholspiegel seine Entwicklung beeinträchtigen. Das Royal College of Physicians empfiehlt, zur Sicherheit während der Schwangerschaft ganz auf Alkohol zu verzichten. Das gilt vor allem für die ersten drei Monate. Danach gelegentlich mal ein Gläschen Wein, das kann Ihnen niemand verbieten, doch sollte es nie mehr sein.

Wenn Sie sich an diese Regeln halten, wird Ihr Baby keinen Schaden davontragen. Wer jedoch täglich und in größerem Ausmaß trinkt, schädigt das Wachstum und die geistige Entwicklung seines Babys ernsthaft. Es kommt dann zu ganz typischen Veränderungen, die sofort nach der Geburt am Aussehen des Neugeborenen zu erkennen sind und zeitlebens eine geistige und körperliche Unterentwicklung nach sich zie-

Lebenssituation Schwangerschaft

hen. Deshalb zu Beginn wirklich ganz auf Alkohol verzichten – gegen Ende der Schwangerschaft ist diese Gefahr nicht mehr so gegeben und ein Glas Wein unbedenklich.

»Saure-Gurken-Zeit«: die Übelkeit

Sodbrennen, Übelkeit oder Erbrechen – über die Hälfte aller werdenden Mütter leiden unter diesen Symptomen. Sie sind auf den dramatischen Anstieg bestimmter Hormone zurückzuführen, zum Beispiel des von der Plazenta produzierten Schwangerschaftshormons HCG (Humanes Choriongonadotropin).

Um das Baby brauchen Sie sich deswegen nicht zu sorgen, denn es wird durch Ihre vorhandenen Nährstoffspeicher gut versorgt und vor Mangelzuständen geschützt. In Extremfällen sollten Sie sich aber bei Ihrem Arzt vorstellen.

Was kann man nun gegen die Übelkeit tun? Das beste ist, in regelmäßigen Abständen kleine, kohlenhydratreiche Mahlzeiten zu essen: ein Brötchen mit Banane, Frühstücksflocken, Trockenfrüchte, Joghurt oder Knäckebrot mit Fruchtaufstrich. Gegen das morgendliche Erbrechen helfen manchmal kandierter Ingwer, Ingwerplätzchen, Toast oder Kräcker.

Einige Frauen bekommen jetzt auch den berühmten Heißhunger auf saure Gurken oder machen sich Brote mit den seltsamsten Zusammenstellungen. Tun Sie sich keinen Zwang an – essen Sie, wonach Ihnen zumute ist. Das ist besser, als gar nichts zu essen.

Gegen das Sodbrennen helfen Milchgetränke, die Sie aus fettarmer Milch und Früchten selbst herstellen können. Außerdem sollten Sie ohnehin sehr viel trinken – am besten Wasser, Fruchtsäfte, Kräuter- oder Früchtetee.

Ist es gefährlich, sich beim Essen einzuschränken?

Für schlanke Sportlerinnen ist es oft schwierig, eine Zunahme von Gewicht und Fett durch die Schwangerschaft zu akzeptieren. Die ehemalige Kunstturnerin und heutige Diplompädagogin Lotte Rose beschreibt in ihrem Buch über das ambivalente Körperempfinden von Turnerinnen, daß sie ihre eigene

Und wenn Sie Lust auf saure Gurken haben – schreiben Sie auch diese auf Ihren Einkaufszettel.

Einkaufszettel:
Kartoffeln Äpfel
Müsli Kräutertee
Joghurt Bananen
Milch Salat
Eier Reis
Vollkornbrot
Gemüse

Schwangerschaft sogar als narzißtische Kränkung erlebt hat.

Durch die Empfindung, daß etwas mit ihrem Körper passiert, was sie nicht wie sonst kontrollieren können, geraten manche Frauen in die Versuchung, das über die Nahrung zugeführte Fett einzuschränken. Wenn Sie aber weniger essen, als der Körper braucht, bekommen Sie möglicherweise ein Reihe von ernsthaften Problemen.

Sie können das Wachstum und die Entwicklung Ihres Baby beeinträchtigen. Je geringer die Kalorienzufuhr ist, desto kleiner wird das Baby sein. In einer Studie über Mütter im Londoner Stadtteil Hackney waren die Babys von Frauen mit geringer Kalorienzufuhr (1600 Kalorien bzw. 6720 Joule täglich) häufiger untergewichtig.

Zudem fällt der Blutzuckerspiegel, wenn Sie eine Mahlzeit überspringen. Das kann sich schädlich auf das Baby auswirken, denn es ist auf eine kontinuierliche Versorgung mit Blutzucker aus dem gemeinsamen Blutkreislauf angewiesen. Das Baby besitzt keinerlei Energievorräte und hängt deshalb von einer konstanten Nährstoffzufuhr ab. Außerdem besteht die Gefahr, daß Sie selbst nicht genügend Nährstoffe bekommen, um für sich und das Baby zu sorgen. Normalerweise nimmt sich der Nachwuchs von Ihrem Körper, was er braucht. Wenn jedoch die Energiespeicher leer sind, wird auch das Kind darunter leiden. Wer zuwenig ißt, hat möglicherweise keine Eisenspeicher mehr, zuwenig Kalzium, außerdem Vitamin- und Eiweißmangel. Damit erhöht sich das Risiko früher mütterlicher Osteoporose, kindlicher Unterentwicklung und Fehlbildung.

Deshalb ist es wichtig, mit einer fachkundigen Ernährungsberaterin zu sprechen, bevor Sie die Nährstoffzufuhr einschränken. In jedem Fall ist es besser, sich ausreichend zu ernähren.

LEBENSSITUATION SCHWANGERSCHAFT

Wenn einem das Baby den Kopf verdreht

Herzlichen Glückwunsch, der Schwangerschaftstest ist positiv«, sagt die Ärztin mit Routinelächeln. Sie hat das vielleicht schon Hunderte von Malen gesagt. Aber die Frau, die erfährt, daß sie schwanger ist, meint, die ganze Welt müsse nun den Atem anhalten – denn das heißt für sie: Der Countdown läuft. In neun Monaten wird ein kleiner Erdenbürger die Familie in seinen Bann ziehen.

Aber erst mal verändert sich gar nicht so viel. Im Labor wird Blut abgenommen, und der Bauch ist kein bißchen dicker als vor dem Testergebnis. Aber das Baby verdreht einem trotzdem den Kopf. Zum Glück hat die »Denkzentrale« neun Monate Zeit, sich auf das bevorstehende Ereignis einzustellen.

Die ersten Monate sind am geheimnisvollsten. Irgendwo unter den schrägen und geraden Bauchmuskeln teilen sich in rasender Geschwindigkeit die Zellen, wachsen Organe und pocht ein winziges Herz. Schon im zweiten Monat kann man auf dem Ultraschall-Bildschirm das Wunder der Natur betrachten. Man sieht den Kopf, die Umrisse des Körpers und ein kleines, heftig schlagendes Herz. Spüren kann die Frau es zwar noch nicht, aber der Ultraschall ist eine großartige Gelegenheit, den kleinen Star schon mal live zu erleben.

Wenn der Bauch dann anfängt zu wachsen, fühlen sich die meisten Frauen rundum wohl und voller Energie. Nicht wenige berichten, daß sie sich in der Schwangerschaft besser gefühlt haben als je zuvor. Das Baby gibt nun aus seiner sicheren Höhle regelrechte Trommelzeichen von sich, die auch der Vater von außen fühlen kann.

Plötzlich wichtiger als die Tagesschau: Eisenbahnen und Latzhosen in Minigrößen

Außerdem laufen Schwangere nun mit anderen Augen durch die Welt. Beim Bäcker, in der U-Bahn und beim türkischen Gemüsehändler nehmen sie überall Schwangere und Babys wahr und überlegen dabei, wie das Leben mit Kind wohl aussehen könnte. Dadurch wird das Baby immer vorstellbarer und beginnt, sich seinen Platz in der Welt zu erobern.

Sie werden plötzlich in jeden Spielzeugladen rennen, von dem Sie früher keine Notiz genommen haben, und mit dem Partner oder den Freunden überlegen, ob eine Holzente noch zeitgemäß ist oder ob man besser Dinosaurier und eine Autorennbahn anschaffen soll. Ist pädagogisch sinnvolles Spielzeug nicht unter Umständen eine Quälerei für den Nachwuchs? Solche Fragen sorgen jetzt für heikle Diskussionen. Mal ganz abgesehen von der riesigen elektrischen Eisenbahnanlage, mit der die meisten Väter eigentlich selbst spielen wollen und die sie deshalb schon für einen Säugling als quasi lebensnotwendig erachten.

Auch werden sie im Kaufhaus nun nicht mehr schnurstracks in die Schuhabteilung wandern, sondern mit sehr hoher Wahrscheinlichkeit einen Abstecher in die Kindermodeabteilung einfädeln. Schließlich muß man ja wissen, was die Zwergenmode so hergibt. Auch wenn man noch gar nichts über das Geschlecht weiß oder wissen will, wird der Nachwuchs in Gedanken schon bezaubernd ausstaffiert.

Schwangere haben nah am Wasser gebaut!

Alles Spürbare ist in den ersten Monaten eher lästig. Denn die Hormone und der Kreislauf müssen jetzt für zwei arbeiten, und das macht den werdenden Müttern oft zu schaffen. Morgens ist ihnen übel, und außerdem steigen ihnen bei jeder passenden oder unpassenden Gelegenheit die Tränen hoch. Sozusagen über Nacht werden zähe Frauen zu Heulsusen oder Tagträumerinnen. Die Aufmerksamkeit, die früher im Straßenverkehr, im Job oder im Alltagsgeschehen selbstverständlich war, geht nun ein bißchen baden.

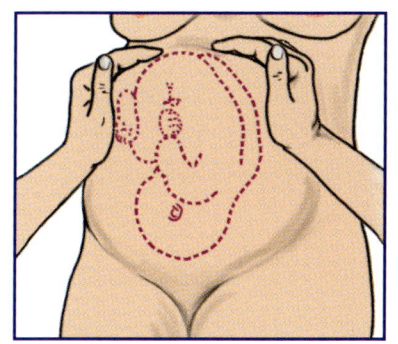 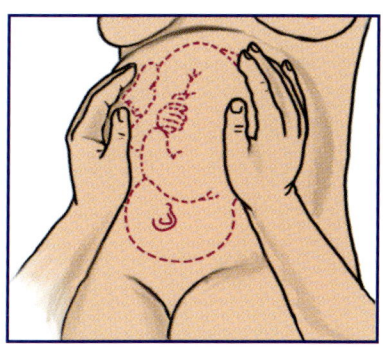

Mit fortschreitender Schwangerschaft kann der Vater seinen Nachwuchs stärker miterleben: Beine, Po und Kopf lassen sich ertasten, und ab und zu tritt der zukünftige Erdenbürger schon ganz kräftig nach außen.

Lebenssituation Schwangerschaft

Die »anderen Umstände« äußern sich auch in einer gesteigerten Abneigung gegen Gerüche und Geschmacksempfindungen. Was früher höchstens als »nicht so lecker« oder unangenehm empfunden wurde, kann in der Frühschwangerschaft unerträglich werden. Darauf wird dann mit einer Art Überempfindlichkeit reagiert.

Die Pufferzone zwischen Außen- und Innenwelt, die einem die Möglichkeit gibt, gemäßigt zu reagieren, scheint ganz dünn geworden zu sein. Unangenehmes stürzt unvermittelt auf einen ein. Dadurch ist die Reaktion darauf um so heftiger. Manchmal kommt es dann zu ausgeprägter Übelkeit und zum sogenannten Schwangerschaftserbrechen.

Lust auf Sport oder lieber faulenzen?

Bei diesem Thema gibt es, ganz pauschal gesagt, zwei Kategorien von Frauen: Die einen sehen der Bewegungseinschränkung mit großer Sorge entgegen. Das sind diejenigen, die ihren Sport brauchen, um ein ausgeglichenes Leben zu führen.

Aber es gibt eben auch die Frauen, die heilfroh sind, endlich mal nichts machen zu müssen. Als werdende Mama wollen sie sich zurückfallen lassen und sich aufs Ausbrüten konzentrieren. Das sind natürlich eher die Frauen, die sich wegen ihrer Figur zum Sport quälen und nicht unbedingt, weil es ihnen ein inneres Bedürfnis ist. Der gesellschaftliche Druck, dem Schönheitsideal einigermaßen entsprechen zu müssen, ist für Frauen größer als für Männer. Da ist es nicht verwunderlich, daß solche Frauen die Chance wahrnehmen, ihre sportlichen Aktivitäten zu unterbrechen, wenn die Figur ohnehin bald »aus dem Ruder läuft«.

Aber auch diese Einstellung sollte nicht verurteilt werden. Werdende Mütter sollen genau das tun, was ihnen guttut – und das wissen sie selbst am besten. Ein schlechtes Gewissen ist hier völlig fehl am Platz.

Wer also gern auf den Sport verzichtet, soll sich ruhig zurückfallen lassen ins Schwangersein. Aber diejenigen Frauen, die lieber weiter Sport treiben wollen, möchten wir über ihre Möglichkeiten aufklären und ermutigen.

Eltern werden ist nicht schwer ...

... doch wer übernimmt die Verantwortung?

"Du mußt natürlich mit dem Rauchen aufhören«, wird das erste sein, was die Schwangere nach den Glückwünschen zu hören bekommt. Alkohol und Kaffee müssen nun flachfallen, und die Ernährung soll auf »Bioladen« umgestellt werden. Das klingt zunächst hart. Aber auch hier hat die Natur gut vorgesorgt: Die vielen Zipperlein, die Wehleidigkeiten und die Übersensibilität gegenüber vielen Speisen und Gerüchen helfen der Schwangeren dabei, mehr auf ihren Körper zu hören als früher.

Mit sanfter Gewalt wird die werdende Mutter also ständig an die Verantwortung erinnert, die sie nun sprichwörtlich tragen muß. Dadurch fällt der Verzicht auf Zigaretten und andere Genuß- oder Rauschmittel meist nicht mehr so schwer. Und spätestens jetzt ist auch eine gute Gelegenheit, ein paar zweifellos ungesunde Angewohnheiten oder Abhängigkeiten abzulegen – das gilt auch für Väter.

Außerdem tauchen nun gewisse Ängste auf. Fragen wie »Wird das Kind gesund sein?« und »Bin ich der Situation gewachsen, wenn mein Kind behindert ist?« muß sich keine Frau übelnehmen. Sie sind ein natürlicher Bestandteil der Gedanken während der Schwangerschaft. Die werdende Mutter wird daher sorgsam mit sich selbst umgehen und möglichst alles vermeiden, was dem Kind schaden kann. Die Termine beim Arzt müssen eingehalten werden, um mögliche Komplikationen früh genug zu erkennen bzw. zu vermeiden. Aber dank moderner Untersuchungsmethoden können die Ärzte der Schwangeren viele ihrer Sorgen sofort nehmen.

Von Monat zu Monat kennt die Mutter ihr Kind besser. Sie weiß, wann es schläft, wann es wach ist und welche Geräusche es nicht leiden kann. Wenn sie die Hand auf den Bauch legt und ein bißchen klopft, »spielt« das Baby mit.

Rückt der Geburtstermin näher, kommt noch eine andere Angst hinzu: »Werde ich die Geburt schaffen? Wird es Komplikationen geben? Ist ein Kaiserschnitt nötig? Welche Schmerzen muß ich ertragen, bis ich mein Kind endlich im Arm halten kann?« Das ist ganz normal. Alle diese Ängste helfen der Frau dabei, sich mit der bevorstehenden Geburt auseinanderzusetzen. Atmung und Entspannung für die Wehen hat sie zwar gelernt, aber wie es dann wirklich sein wird, bleibt offen.

Die Auseinandersetzung mit diesen Gefühlen läßt die Kraft entstehen, die Geburt dann wirklich zu bewältigen. Diese besondere Kraft ist Frauen – und nur den Frauen – vorbehalten.

Vater werden – ein Abenteuer der besonderen Art

Nachdem der erste Jubel vorbei ist, den eigenen Eltern am Telefon vor Rührung die Tränen gekommen sind und die Freunde irgend etwas im Sinne von »vorbei ist die Freiheit« oder »Kindersegen bringt Regen« gefrotzelt haben, beginnt für die Väter in der Warteschleife oft ein schwieriger Prozeß. Insbesondere, wenn es die Premiere ist: das erste Kind. Jetzt heißt es, erwachsen zu werden und Verantwortung zu übernehmen. Das bedeutet nicht nur, das noch völlig unbekannte Geschöpf großzuziehen, sondern auch, es zu finanzieren.

Kindheitserinnerungen werden mit Hilfe von verblichenen Photos hervorgekramt, und natürlich möchte es jeder besser machen als die eigenen Eltern. Niemals würde man dem Kind die Schmach antun, gegen den eigenen Willen die Haare lächerlich kurz zu tragen, und die damals erfolglos ersehnte Autorennbahn würde man dem eigenen Nachwuchs natürlich stante pede unter den Weihnachtsbaum stellen – so meint man.

Dann stellt sich natürlich die Frage der Arbeitsteilung. Seit neuestem gibt es auch für Männer die gesetzliche Möglichkeit, ein oder mehrere Babyjahre einzulegen. Es soll Väter geben, die zumindest darüber nachdenken. Oder man versucht es mit Timesharing. Denn den »Wochenend-Vater« haben die meisten als Jungs selbst erlebt. Aus diesem Grund fehlt vielen Männern heute die natürliche Gabe eines gesunden männlichen Verhaltens, das in Beziehungen, Familien und bei der Erziehung gebraucht wird.

Mann hat damals viel vermißt und will es nun selbst besser machen – also nicht nur beim Sonntagsausflug präsent sein.

Wenn Männer schwanger sind – von der Zweier- zur Dreierkiste

Schwanger sind sie natürlich nicht wirklich, denn die Partnerin trägt das gemeinsame Kind in ihrem Bauch. Der Mann hat also eine ziemlich passive Rolle, wenn man es genau betrachtet. Er wird – rein biologisch – eigentlich nur zur Zeugung benötigt. Und danach ist in unserer Kultur das Kinderkriegen Frauensache. Wer sich als Mann nicht ausschließen lassen möchte, muß sich aktiv einbringen, was keine einfache Sache ist.

Die meisten Männer haben eine scheinbar angeborene Abneigung dagegen, sich bei einer Schwangerschaftsgymnastik als lächerliches Anhängsel zu fühlen oder bei einer Vorbesprechung mit der Hebamme durch Unwissenheit über den weiblichen Körper aufzufallen. Männer werden aus dem wunderbaren Ereignis, ein Kind wachsen zu sehen, aber auch oft bewußt ausgeschlossen. Andere halten sich gern raus. Frauen dagegen werden von der Naturgewalt Schwangerschaft überrollt, denn schließlich wächst der Embryo in ihrem Körper und macht sich fast täglich bemerkbar. Im männlichen Körper dagegen passiert diesbezüglich gar nichts. Viele Männer fühlen sich in dieser Situation verunsichert, überfordert und zurückgesetzt. Sie sind gefordert und müssen etwas tun, um nicht ausgeschlossen zu sein aus dem Prozeß, der von der Zweierkiste zur Dreierkiste führt.

Aber glücklicherweise wollen die meisten Männer live dabeisein und fühlen sehr wohl, daß Kinder zu bekommen eines der aufregendsten Abenteuer im Leben sein kann. Auch für Männer.

Das Mitspracherecht der Väter

Wer hat nun eigentlich das Sagen? Es ist auch des Vaters Kind, und natürlich soll es gesund und munter zur Welt kommen. Dafür will er sorgen. Andererseits ist die Frau ein eigenständiges Wesen, das sein Leben weiterleben möchte. Beim Sport scheiden sich oft die Geister. Männer bekommen Magenschmerzen bei dem Gedanken, daß ihre Frau mit dem Baby im Bauch vom Pferd fallen könnte. Radfahren finden sie plötzlich schwindelerregend riskant, und beim Joggen befürchten sie, daß das Kind schon beim ersten Schritt von allein herausfällt. Am liebsten würden sie der Partnerin das alles abnehmen und sie nur noch schonen, aus Angst um Frau und Kind.

So einfach ist das natürlich nicht. Frauen wollen heutzutage selbst entscheiden, was gut und richtig für sie ist. In diesem Fall ist das jedoch nicht so einfach möglich. Deswegen sollten Elternpaare gemeinsam überlegen und besprechen, wie das Sportprogramm für Mutter und Kind aussehen kann.

Das letzte Wort aber hat einfach die Frau. Sie muß entscheiden, was ihr guttut. Und last, but not least: Eine zufriedene, durch Sport ausgeglichene Mama zu haben ist für den Nachwuchs allemal besser als eine, die völlig entnervt zu Hause vor dem Fernseher sitzt und zappt.

LEBENSSITUATION SCHWANGERSCHAFT

Mit Bauch unter Palmen
– oder in den Rocky Mountains

Mit dem Nachwuchs im Bauch in den Urlaub fahren? Keine Sorge, das klingt nur auf den ersten Blick kompliziert. Wenn Sie ein paar Sicherheitsregeln beachten, können Sie sogar Sporturlaub machen. Verläuft die Schwangerschaft problemlos und der Arzt, mit dem Sie sich vor Ihrer Reise besprechen, hat nichts einzuwenden, steht dem Urlaub nichts im Wege. Trotzdem muß diese Reise natürlich ein bißchen besser geplant werden als in nachwuchslosen Zeiten. Da konnte man noch locker Last-minute-Angebote buchen oder sich mit erhobenen Daumen und Rucksack auf dem Rücken an den Straßenrand stellen.

Der beste Zeitpunkt für den Urlaub mit Bauch ist zwischen dem vierten und dem siebten Monat, denn da fühlen sich die meisten werdenden Mütter rundum wohl. Der Kreislauf ist jetzt stabil, die morgendliche Übelkeit verflogen, und der Bauch läßt sich noch ganz problemlos »handlen«.

Die Gefahr von Blutungen oder einer Fehlgeburt, die ja in den ersten Schwangerschaftsmonaten immer besteht, ist jetzt am geringsten. In den letzten Wochen vor der Geburt wird Reisen dann natürlich immer beschwerlicher.

Nicht alle Ferienziele sind ideal

Falls Sie nicht zu denjenigen gehören, die gern jeden Sommer im gleichen Strandkorb an der Ostsee sitzen, stellt sich die Frage: wohin? Es müssen ja nicht unbedingt die Tropen sein. Wenn ein Kind unterwegs ist, läuft der mütterliche Kreislauf auf Hochtouren. Da ist feuchtwarmes Klima natürlich nicht so angenehm. Außerdem besteht in Tropenregionen eine erhöhte Infektionsgefahr, und sowohl Impfungen als auch vorbeugende Medikamente gegen Malaria, Hepatitis B und Gelbfieber sind in der Schwangerschaft nicht erlaubt.

Am besten, Sie bleiben dieses Mal in Mitteleuropa. Im Sommer kann es natürlich auch auf Sizilien oder in der Türkei gnadenlos heiß sein. Auf jeden Fall müssen eine Sonnencreme mit hohem Lichtschutzfaktor und der Sonnenhut mit von der Partie sein. Durch die hormonelle Umstellung ist die Haut von Schwangeren sowieso stärker pigmentiert, und übermäßige Sonnenbäder können dunkle Flecken verstärken. Diese bilden sich dann unerfreulicherweise auch nach der Geburt nur langsam zurück. Deshalb: Besser im Schatten etwas langsamer bräunen, dann brauchen Sie nichts zu befürchten.

Ideal ist ein Urlaubsland mit mittleren Temperaturen bis 28 Grad. Dann kann sich die Schwangere viel an der frischen Luft bewegen und ihren erhöhten Sauerstoffbedarf decken.

Und wie steht es mit einem Urlaub in den Bergen? Weil der Luftdruck in der Höhe abnimmt, geraten Schwangere oberhalb der 1800-Meter-Grenze leicht in Sauerstoffnot. Deshalb sollten Sie während der Schwangerschaft Ihre Bergtouren von den Gipfeln der Alpen weiter ins Tal verlegen. Auch Seilbahnfahrten mit großer Höhendifferenz sind zu vermeiden (siehe S. 78 ff).

Im Tal sind kontinuierliche Ausdauerbelastungen wie Radtouren oder Wanderungen, bei einem Urlaub am Meer Schwimmen oder ausgiebige Strandspaziergänge zu empfehlen. Dabei sollte immer ein Wohlgefühl bestehen und keine subjektive Überanstrengung erfolgen. Und wie immer gilt auch hier: Sprechen Sie Ihre sportliche Betätigung, ob Radtour oder Bergwanderung, mit Ihrer ärztlichen Betreuung durch.

Es darf geflogen werden

Erwischen Sie beim Flug in den Urlaub auch immer die engsten, unbequemsten Sitze oder haben das Pech, zwischen zwei breitschultrigen Kettenrauchern zu sitzen? Um nicht wieder in diese Situation zu geraten, und schon gar nicht schwanger, sollten Sie bei der Buchung triumphierend erklären, daß Sie Nachwuchs erwarten. Alle Fluggesellschaften reservieren für Schwangere die bequemsten Sitze in der vordersten Reihe oder am Gang, selbstverständlich in der Nichtraucherzone.

Allzu lange Flüge mit Zeitumstellung sind allerdings zu anstrengend und sollten auf die Zeit nach der Schwangerschaft verlegt werden. Vielleicht muß es ja diesmal nicht unbedingt eine Interkontinentalreise sein.

Lebenssituation Schwangerschaft

Untersuchungen haben gezeigt, daß Babys kürzere Flugreisen im Mutterleib ganz allgemein ohne Probleme überstehen. Der Druck in der Kabine sollte aber nicht unter der Hälfte des atmosphärischen Drucks liegen. Vorsicht: Das lange Sitzen im Flugzeug mit abgewinkelten Beinen birgt eine zusätzliche Thrombosegefahr. Dieser können Sie ganz einfach vorbeugen, indem Sie mindestens einmal stündlich aufstehen und sich die Beine vertreten.

In den letzten zwei Monaten vor dem Geburtstermin machen dann allerdings die meisten Fluggesellschaften nicht mehr mit – sie haben Angst vor Geburten in der Luft und verweigern deshalb die Mitnahme von Schwangeren.

Besser Schiene als Straße

Mit dem Auto dauert die Fahrt in die Ferien oft länger als im Flugzeug und ist deshalb auch anstrengender. Auch hier gilt: Regelmäßig Pausen einlegen und die Beine vertreten! Anschnallen versteht sich von selbst. Der Beckengurt sollte allerdings unter dem Bauch sitzen und gut angezogen sein. Ein lockerer Gurt kann auch bei kurzem ruckartigen Bremsen zu stark auf das Baby drücken (siehe untenstehende Grafik).

Natürlich sollten Sie mit dem Nachwuchs im Bauch mehr Zeit für die Reise einplanen, denn jeder Streß schadet den Nerven und wirkt sich unter Umständen negativ auf das Wohlbefinden aus. Und wer will schon gleich die ersten Urlaubstage krank im Bett verbringen!

Am besten reist es sich natürlich ganz traditionell mit der Eisenbahn. Da kommen Sie zügig voran, sitzen bequem und können jederzeit aufstehen und herumlaufen oder gemütlich in den Speisewagen wandern. Natürlich empfiehlt es sich, nicht gerade am Freitagabend oder bei Ferienbeginn zu starten, wenn Züge erfahrungsgemäß überfüllt sind. Buchen Sie auf jeden Fall einen Sitzplatz. Für Familien oder Mütter, die schon Kinder haben, stellt die Deutsche Bundesbahn nach Reservierung besondere Kleinkindabteilungen zur Verfügung.

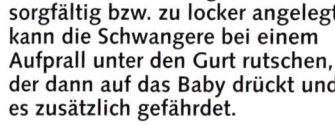

Wird der Sicherheitsgurt nicht sorgfältig bzw. zu locker angelegt, kann die Schwangere bei einem Aufprall unter den Gurt rutschen, der dann auf das Baby drückt und es zusätzlich gefährdet.

DIE SPORTLICHE SEITE DER SCHWANGER- SCHAFT

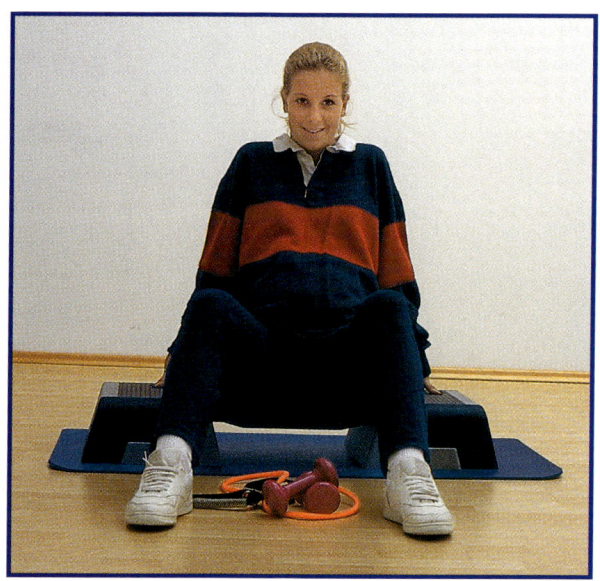

Nun geht's zur Sache, sprich in den Fitneßraum, ins Schwimmbecken, aufs Fahrrad… Welche Sportarten Sie sich in welchem Umfang zutrauen dürfen, hängt von Ihrer sportlichen Ausgangsbasis ab und vor allem davon, in welcher Phase der Schwangerschaft Sie sich gerade befinden. Die positiven Auswirkungen des Sports auf Körper und Seele – vor, während und nach der Geburt – sollten Sie für sich nützen!

DIE SPORTLICHE SEITE DER SCHWANGERSCHAFT

Sport als Therapeutikum

Ganz allgemein: Auch wenn Sie während der Schwangerschaft Sport treiben, kann dies nicht die Schwangerschaftsgymnastik ersetzen. Dort werden schwangerschaftsspezifische Übungen und Atemtechniken vorgestellt, die Sie sonst nirgends erlernen können.

Es ist äußerst wichtig, daß sich die Schwangere informiert, wie sie sich auf die Geburt am besten vorbereitet und wie sie mit ihrem Körper gezielt mitarbeiten kann, wenn es soweit ist.

Schwangerschaftsgymnastik

Besonders die Beckenbodenübungen stehen im Vordergrund. In der Schwangerschaft werden große Mengen der Hormone Östrogen und Progesteron produziert, die das Bindegewebe und somit auch den Beckenboden weicher machen. Das Baby, das nach unten drückt, kann dann den Beckenboden nachhaltig schwächen, wenn die Schwangere keine Vorsichtsmaßnahmen, also spezielles Training, ergreift. Die Stärkung dieses Muskels trägt nicht nur dazu bei, Probleme wie etwa Inkontinenz vorzubeugen, sondern ermöglicht auch, in der Austreibungsphase während der Geburt aktiv und kontrolliert mit der Beckenbodenmuskulatur zu arbeiten. Nach der Geburt hilft das Beckenbodentraining, die Gebärmutter und die Blase wieder in ihre ursprüngliche Lage zu bringen. Außerdem beschleunigt ein gesunder Beckenboden die Heilung einer eventuellen Dammverletzung oder eines Dammschnitts, der bei vielen Geburten vorgenommen werden muß.

Auch Atem- und Entspannungsübungen dürfen bei der Schwangerschaftsgymnastik nicht fehlen. Zusammen mit dem Partner übt die Schwangere, wie sie Energie sparen und die Muskeln bewußt entspannen kann, um die Schmerzen während der Geburt leichter zu ertragen und sich nicht mehr als nötig zu belasten. Entspannung während der Wehenpausen ist enorm wichtig.

Sport und Psyche

Aus verschiedenen Untersuchungen geht hervor, daß Sport eindeutig positive Auswirkungen auf die Schwangerschaft hat. Und auch wenn es manche kaum glauben: Die positiven Auswirkungen überwiegen gegenüber den negativen, die man natürlich nicht verleugnen darf.

Aber nun zunächst zur guten Seite der Medaille. Klare Sache: Eine Frau, die immer sportlich aktiv war und plötzlich wegen ihrer Schwangerschaft keinen Sport mehr machen soll, wird völlig unzufrieden und nervös. Wenn sie ihre Sportart weiter ausüben kann, natürlich unter Einbehaltung bestimmter Richtlinien, wird sie ihre Schwangerschaft sicherlich entspannter, ausgeglichener und glücklicher durchleben als ohne ihren gewohnten Sport.

Gerade das seelische Wohlbefinden ist ein wichtiger Aspekt in dieser Zeit der emotionalen Umstellung. Da kann Sport ein geeigneter Streßableiter sein. Für dieses Wohlfühlen sind auch die vor allem beim Ausdauersport erhöht ausgeschütteten Endorphine mit verantwortlich, die sogenannten »Glückshormone«. Werden sie produziert, ist das wie bei der Schokolade: Man fühlt sich einfach wunderbar.

Das Thema »Heulsuse« wurde ja bereits erwähnt, als es um die seelischen Veränderungen ging. Die meisten Schwangeren finden es selbst schrecklich, wegen Bagatellen in Tränen auszubrechen. Sport bietet auch hier eine gute Möglichkeit, das seelische Gleichgewicht einigermaßen wiederherzustellen.

Natürlich, die Hormonumstellung, die für die Tränen verantwortlich ist, bleibt, aber Sport kann die Situation zumindest etwas ausgleichen.

Manchmal kommen auch noch Angst und Depressionen dazu: Das ist ein weiteres schwangerschaftstypisches Phänomen. Hierzu existieren interessante wissenschaftliche Untersuchungen, die besagen, daß schwangere Frauen, die regelmäßig Sport treiben, weniger unter Angst- und Depressionszuständen leiden. Eine andere Studie belegt, daß sporttreibende Schwangere eine höhere Selbstachtung und weniger körperliche Unannehmlichkeiten während der Schwangerschaft hatten als Frauen, die keinen Sport trieben.

Etwas für sich selbst tun

Und dann die ewige Zweisamkeit: Welche Schwangere kennt es nicht, das Gefühl des Angebundenseins an das ungeborene Kind? Es gibt nur wenig, was sie noch für sich hat, immer steht das Baby im Bauch im Vordergrund. Die eigene Persönlichkeit scheint unterzugehen in der Welt des Kinderkriegens.

Hier kann Sport einiges leisten: Einfach mal wieder nur man selber sein, sich mit Freunden treffen, ein paar Runden im Wald drehen. Schließlich müssen auch die sozialen Kontakte aufrechterhalten werden, denn das unterstützt das psychische Wohlbefinden.

Die sportliche Seite der Schwangerschaft

Die körperlichen Vorteile

Zu den Vorteilen psychischer Art kommen die rein physischen Vorteile, etwa die Stärkung der Muskulatur, die ja, wie bereits angesprochen, Rückenschmerzen reduzieren kann. Sport verbessert außerdem die Fähigkeit, mit der Schwerpunktverlagerung und dem zusätzlichen Gewicht umzugehen.

Da ist es ja schon wieder, das leidige Thema des Gewichts… Aber eines ist und bleibt erwiesen: Sporttreibende Schwangere nehmen seltener übermäßig viel zu als nicht sportlich aktive. Aber das sollte nicht der einzige Grund sein, in der Schwangerschaft Sport zu treiben.

Von wichtiger Bedeutung ist ebenfalls die Tatsache, daß Sport in der Schwangerschaft Thrombosen vorbeugen und Wassereinlagerungen reduzieren kann. Gerade wenn die Schwangere diesbezüglich ohnehin Probleme hat, ist Bewegung ein wunderbares und einfaches Mittel, um vorzusorgen.

Ärzte vermuten, daß Bewegung im Körper stattfindende Stoffwechselprozesse beschleunigt. Diese Tatsache können Frauen nutzen, die mit morgendlicher Übelkeit zu kämpfen haben. Der Kreislauf ist in dieser Situation durch die Hormonumstellung abgesackt – Sport ist dann die beste Medizin, um sich schneller wieder fit zu fühlen.

Ein Trainingseffekt, der durch sportliche Aktivität erzielt wird, ist die Verbesserung der Sauerstoffversorgung im Körper. Diese ist natürlich im schwangeren Zustand besonders wichtig, um das ungeborene Kind genügend zu versorgen. Auch hier ist also Sport angesagt. Eine kritische Meinung dazu wird im Anschluß beim Thema »Risiken« diskutiert.

Noch einmal zurück zum Diabetes mellitus, dem »Schwangerschaftszucker«. Neben Insulintherapie und spezieller Diät ist Bewegung eine wichtige Hilfe in der Behandlung. Durch Bewegung werden große Muskelgruppen aktiviert, der erhöhte Blutzuckerspiegel wird durch kontinuierliches Verbrennen gesenkt. Das bedeutet für Frauen, die unter Schwangerschaftszucker leiden, daß sie weniger Insulin spritzen müssen. Außerdem wird so der physiologische Ablauf des Stoffwechsels unterstützt.

Wie wir gesehen haben, gibt es tausend Gründe, um in der Schwangerschaft Sport zu treiben. Doch Vorsicht! Es gibt auch Risiken und Kontraindikationen. Sie werden ab Seite 109 besprochen.

Die Hitliste der Schwangerschaftssportarten

Es gibt sie nicht, die einfache, goldene Regel für den Sport in der Schwangerschaft. Die allgemeinen Empfehlungen sollten Sie deshalb auch nur als grobe Richtschnur verstehen. Denn es gibt zu viele individuelle Faktoren, die mit bedacht werden müssen. Zunächst muß unbedingt zwischen einer Leistungssportlerin und einer Breitensportlerin unterschieden werden. Denn die Belastbarkeit während der Schwangerschaft ist immer abhängig vom Trainingszustand.
An eine Spielregel aber sollte sich jede Schwangere halten:

> Hören Sie auf Ihren Körper, und wählen Sie die Belastung so, daß Sie sich rundum wohl fühlen!

Über die verschiedenen Phasen der Schwangerschaft wurde bereits gesprochen. Es ist wichtig, daß Sie Ihre Trainingsintensität an die jeweilige Phase Ihrer Schwangerschaft anpassen. Sie können also im 4. Monat noch täglich 30, maximal 45 Minuten joggen, aber im 7. Monat müssen Sie die Belastung schon um einiges reduziert haben. Mit der fortschreitenden Schwangerschaft sollten Sie Ihre sportlichen Aktivitäten sukzessive reduzieren bzw. je nach Sportart ganz damit aufhören oder auf Schwimmen umsteigen (siehe »Phasencheck« auf S. 103).
Zu lang andauernde Belastungen sind nicht ratsam, aber auch kurzfristige, hochintensive Überbelastungen sind nicht zu empfehlen. Ein grober Richt-

Es gibt durchaus Sportarten, die in der Schwangerschaft nicht geeignet sind.

wert: 130 Herzschläge pro Minute sind angebracht. Für Hochschwangere sind also weder Hundert-Meter-Sprints noch Stabhochsprung angesagt.

Auch ein Einsteigerkurs ins Windsurfen im 6. Monat ist keine gute Idee – eine neue Sportart sollten sie in der Schwangerschaft nie anfangen. Jeder Arzt wird davon energisch abraten. Das Verletzungsrisiko ist zu hoch, denn als Anfängerin hat man keinerlei Vorstellung von den neuen Bewegungsabläufen. Man kann seine Kraft noch nicht richtig einschätzen, und das kann schnell mal zu einem Unfall führen.

Aber gegen einen netten Waldlauf ist nichts einzuwenden! Es sei denn, die geplante Strecke ist kein Waldboden, sondern eine betonierte Schnellstraße. Die Schuhe sollten auch nicht durchgelaufen sein, und der Sport-BH darf nicht fehlen. Deswegen: Besonderes Augenmerk gilt der Kleidung, vor allem dem Schuhwerk, und dem Bodenbelag, der weich und flexibel sein sollte.

Wegen der drohenden Verletzungsgefahr sollte man Kampf- und Mannschaftssportarten meiden. Wie schon erwähnt, sind Bänder und Gelenke während der Schwangerschaft aufgrund der Hormonumstellung so stark aufgelockert, daß sie diese Art von Sport nicht mehr verkraften können. Deshalb ist es besser, auf Sportarten umzusteigen, die eine geringere Verletzungsgefahr bergen.

Grundregeln:
- Überlasten Sie sich nicht. Horchen Sie in Ihren Körper hinein, und passen Sie dementsprechend Ihr Training an.
- Allgemein kann man zu Sportarten raten, bei denen größere Muskelgruppen beansprucht werden.
- Das Verletzungsrisiko niedrig halten und die Sportarten danach aussuchen.
- Baden und Schwimmen sind auch im letzten Schwangerschaftsdrittel ideal!
- Abzulehnen sind Kraft-, Kontakt- und Spielsportarten mit Zweikampfsituationen.

Die aeroben Sportarten

Wenn man die Hitliste des »Schwangerschaftssports« betrachtet, so findet man die aeroben Sportarten Joggen, Walking, Schwimmen etc. ganz oben. Warum?

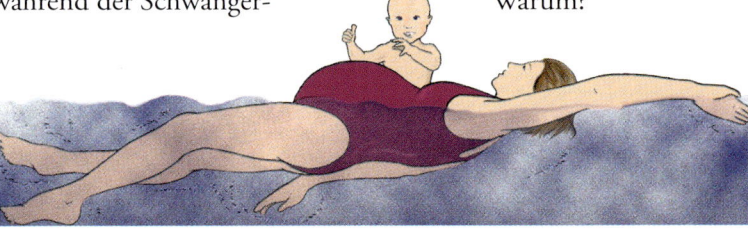

Die Schwangerschaftssportart par excellence ist das Rückenschwimmen.

Die Hitliste der Schwangerschaftssportarten

Einer der wichtigsten Trainingseffekte von aeroben Sportarten ist die Erhöhung der Sauerstoffkapazität. Die ist gerade in der Schwangerschaft wichtig, weil der Sauerstoffbedarf deutlich ansteigt, um auch das Baby mitzuversorgen.

Ausdauersportarten – sofern sie nicht extrem betrieben werden – eignen sich sehr gut, um die Fitneß zu erhalten und den Körper auf die erhöhten Anforderungen der Schwangerschaft vorzubereiten, ohne dabei Mutter oder Kind durch Verletzung zu gefährden. Außerdem kann man viele dieser Sportarten sehr gut an der frischen Luft ausüben. Und Sauerstoff und Bewegung sind bekanntlich eine optimale Kombination. Hier sind sie also, die Sieger im »Schwangerschaftsrennen«:

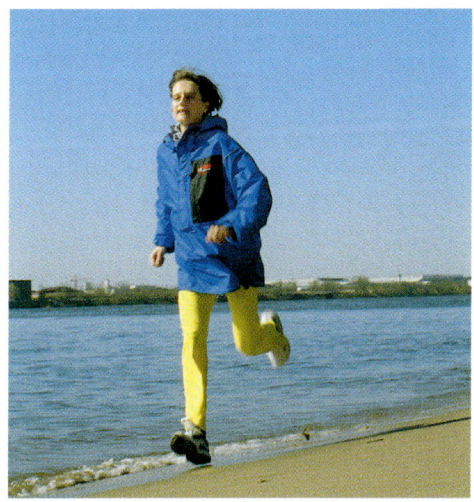

Beim Joggen ist jetzt das Wohlgefühl wichtiger als die Leistung.

Joggen – auf weichen Sohlen durch den Wald

Zum Joggen in der Schwangerschaft gibt es tausend kontroverse Meinungen, und oft können nicht mal Ärzte kompetente Auskünfte geben, obwohl die es ja wirklich wissen sollten. Da die Gefahr groß ist, daß sich »Schnee von gestern« in den Beratungen durchsetzt, stellen wir im folgenden die Meinungen von erfahrenen und sportinteressierten Fachleuten dar, die sich eingehend mit diesem Thema beschäftigt haben. Ein Beispiel aus der Praxis: »Als ich schwanger wurde, wollte ich mich durch Joggen weiterhin fit halten. Ich war verunsichert, ob das eventuell Probleme geben könnte. Mein Arzt konnte mir keine Auskunft geben, und ein anderer, den ich danach befragte, meinte, ich solle besser mit jeglichem Sport aufhören. Zufällig hörte ich dann von einer Läuferin, die während der Schwangerschaft weiter trainiert hatte und nur positive Erfahrungen gemacht hat. Das interessierte mich, denn ich hatte keine Lust, mit meinem Sport aufzuhören, nur weil ich schwanger war. Als sie mir dann die vielen positiven Seiten ihrer sportlich aktiven Schwangerschaft erzählte, war ich erst mal happy.«

Um sich und ihr Kind nicht zu gefährden, gestaltete die betroffene Frau ihr

Die sportliche Seite der Schwangerschaft

Training nach gewissen Regeln, die sie besonders beachtete. Sie lief nur, wenn sie sich wohl fühlte, statt 15 Kilometer lief sie nur 5 Kilometer, und sie trainierte auch nicht mehr täglich, sondern nur noch dreimal pro Woche. Sie hatte keinerlei Beschwerden während der Schwangerschaft, keine Verdauungsprobleme, keine Wassereinlagerungen in den Beinen, und es tauchten auch keine psychischen Probleme auf. Bis vier Wochen vor der Geburt trainierte sie in dieser Form, danach machte sie nur noch ausgedehnte Spaziergänge. Sie brachte ein gesundes Kind zur Welt und hatte auch schnell wieder ihr altes Gewicht erreicht.

Gewiß nur ein Einzelfall. Aber er zeigt, was möglich ist, wenn Vernunft und Lust zusammenkommen. Ungefähr so könnte also auch Ihr Lauftraining während der Schwangerschaft aussehen. Ähnlich wie in diesem Beispiel geht es vielen Schwangeren – sie sind völlig verunsichert, ob sie ihr Lauftraining fortsetzen können oder nicht. Das »Was« und »Wieviel« ist entscheidend.

Lauftips:
- Joggen Sie etwas kürzer als sonst und auch ein bißchen langsamer. Das ist besonders dann wichtig, wenn hohe Außentemperaturen herrschen und die Luftfeuchtigkeit erhöht ist.
- Beginnen Sie nicht in der Schwangerschaft mit dem Laufen. Machen Sie

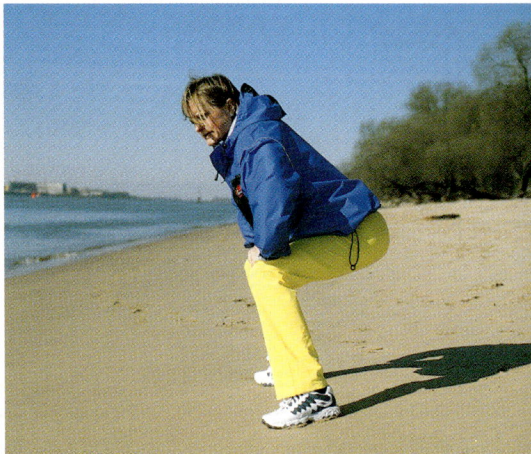

Auch Kräftigungs- und Dehnungsübungen ...

nur das, was Sie auch schon vorher gemacht haben.
- Das Lauftraining nur mit Genehmigung des Arztes fortsetzen, denn unter bestimmten Bedingungen kann Sport auch Probleme verursachen.
- Richtlinien für ein Lauftraining: 3–4mal pro Woche 15–30 Minuten – immer abhängig davon, wieviel Sie vorher trainiert haben. Maximale Pulsfrequenz 140 Schläge pro Minute; zur Kontrolle Herzfrequenzmeßgerät benützen.
- Halten Sie die Belastung niedrig, und beachten Sie, daß mit dem Gewicht Sauerstoffverbrauch und Herzfrequenz steigen. Intensität sukzessive reduzieren; das Laufen darf nicht als Belastung empfunden werden.
- Vermeiden Sie Überhitzung, und trinken Sie viel.

Die Hitliste der Schwangerschaftssportarten

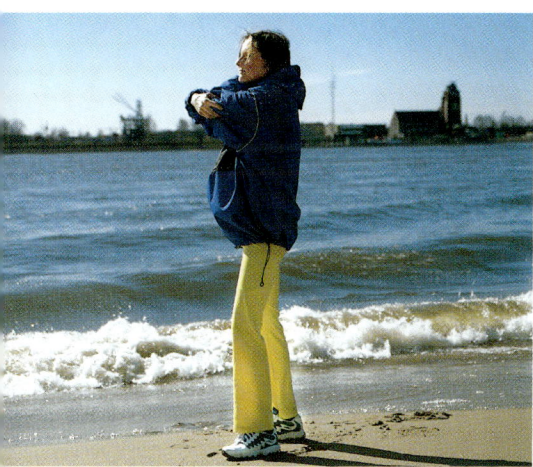

... machen an der frischen Luft mehr Spaß.

- Ergänzen Sie Ihr Training durch ausgiebige Gymnastik. Dehn- und Lockerungsübungen sind wichtig für die Fuß-, Knie- und Hüftgelenke, denn durch das hohe Gewicht sind sie besonders stark belastet.
- Tragen Sie Schuhe mit optimaler Dämpfung.
- Überprüfen Sie Ihre Lauftechnik, und verbessern Sie sie gegebenenfalls, weil schlechte Technik Bänder und Gelenke noch zusätzlich belastet.
- Scheuen Sie sich nicht, mit dem Training aufzuhören, wenn Sie sich unwohl fühlen.
- Beckenbodentip: Während der Schwangerschaft kann durch das Gewicht des Kindes der Druck auf den Beckenboden sehr stark werden. Bei einem unangenehmen Gefühl lieber auf Walking umsteigen. Nach der Geburt nicht zu früh beginnen! Der Beckenboden ist nach der Geburt ziemlich geschwächt.

Walking – die softe Variante des Laufens

Walking bietet sich dann an, wenn Sie vor der Schwangerschaft noch nie gejoggt sind oder das Joggen mit Bauch zu beschwerlich wird. Wenn Sie aber weiterhin Lust haben, an der frischen Luft Sport zu treiben, ist es genau die richtige Sportart für Sie. Sie können problemlos Ihr eigenes Tempo bestimmen. Wenn Ihnen die Luft ausgeht, können Sie so langsam werden, daß das Walking zum Spaziergang wird. So hat jede Frau die Möglichkeit, ihr persönliches »Wohlfühltempo« zu finden.

Walking hat aber noch einen weiteren Vorzug: Da immer ein Bein auf dem Boden ist, kommt es nicht, wie etwa beim Joggen, zu einer Flugphase. Die Gelenke und Bänder werden also geschont. Die Trainingsintensität kann sehr leicht reduziert werden, so daß man immer noch Gelegenheit für ein Schwätzchen nebenher hat.

Letzteres hat aber auch noch eine andere Bedeutung: Solange man sich mühelos unterhalten kann, ist das Tempo richtig. Bleibt einem die Luft weg, sobald man zwei Worte geredet hat, sollte das Tempo reduziert werden. Das gilt übrigens genauso fürs Joggen.

Die sportliche Seite der Schwangerschaft

Schwimmen – schwerelos Kraft tanken

Hier ist sie, die ultimative Sportart, die übereinstimmend von allen Ärzten empfohlen wird. Nicht nur in der Schwangerschaft, sondern auch »im richtigen Leben«! Eine Verletzungsgefahr ist so gut wie ausgeschlossen, denn der hydrostatische Druck des Wassers und der Auftrieb lassen die Schwerfälligkeit vergessen – durch den Auftrieb verliert der Körper mehr als die Hälfte seines Gewichts. Dadurch kann man sich im Wasser wunderbar entspannen. Immerhin befinden Sie sich jetzt im gleichen Medium wie Ihr Baby im Bauch. Die gesamte Rumpfmuskulatur wird entlastet, und Rückenschmerzen, mit denen sich die meisten Schwangeren herumschlagen, werden gelindert. Außerdem wird der Kreislauf angekurbelt, der während einer Schwangerschaft oft ziemlich am Boden ist.
Das alles sind klare Vorteile. Da muß man schon lange suchen, bis man eine andere Sportart findet, die das alles bietet. Für bewegungsfreudige Frauen mit Nachwuchs in spe ist Schwimmen der klare Favorit.
Als Schwimmtechnik eignet sich am besten das Rückenschwimmen mit Brustbeinschlag und Armpaddeln, aber auch

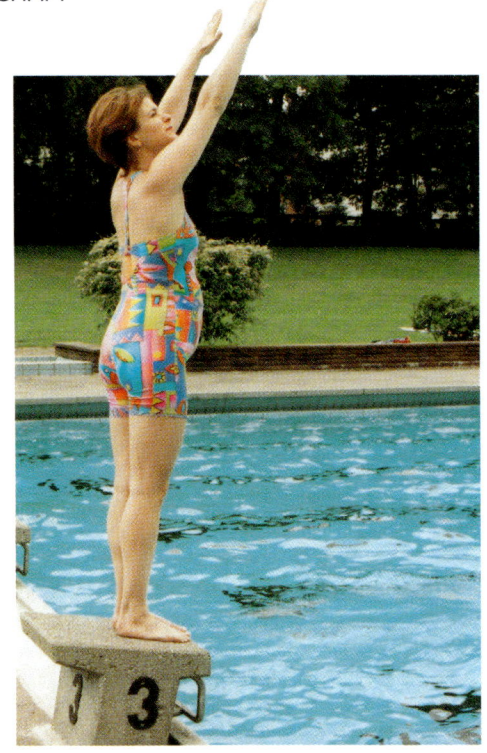

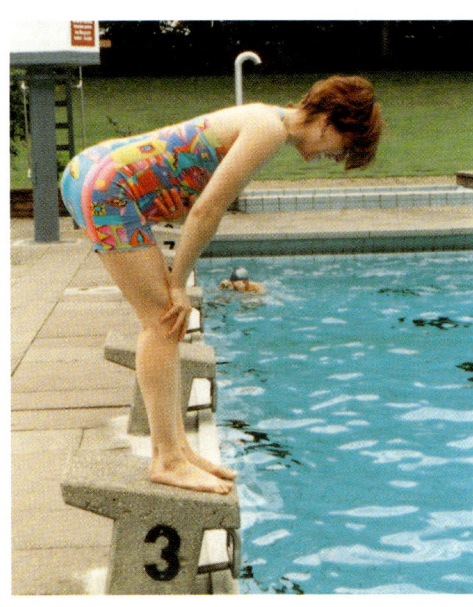

Jetzt bloß keine Bauchlandung!

70

Die Hitliste der Schwangerschaftssportarten

die Rückenkraultechnik ist ohne Bedenken möglich. Allerdings kommt man bei dieser Technik oft anderen Schwimmern in die Quere (jedenfalls im Schwimmbad), weil man nach hinten nichts sieht.

Beim Brustschwimmen wird oft befürchtet, daß es den Lendenbereich zu stark belastet. Aus sportwissenschaftlicher Sicht ist das nicht richtig. Deshalb sollten Sie ruhig auch brustschwimmen, aber arbeiten Sie an Ihrer Technik. Bei guter Wasserlage und der richtigen Atemtechnik überlasten Sie Ihren Lendenbereich nicht. Also: Schwimmen Sie nicht mit dem Kopf im Nacken, sondern heben Sie ihn nur zum Atmen aus dem Wasser. Wenn Sie unsicher sind, machen Sie einen Kurs im Sportverein oder nehmen Sie einfach mal die eine oder andere Privatstunde bei einem Schwimmlehrer.

Noch ein Pluspunkt: Schwimmen wirkt sich außerordentlich positiv auf den Beckenboden aus. Besonders gut wird der Beckenboden durch den Beinschlag beim Brustschwimmen stimuliert.

Und schließlich ein paar Informationen zur Hygiene: Die Furcht vieler schwangerer Frauen vor Infektionen, insbesondere in öffentlichen Bädern, ist völlig unberechtigt. Wasser dringt beim normalen Schwimmen selten in die Scheide ein. Man sollte nur darauf achten, sich in Schwimmbädern nicht ohne eigenes Handtuch auf feuchte Sitzbänke zu setzen. Sonst kann es gerade in der Schwangerschaft schon leichter zu einer Infektion kommen.

Aquarobic – feuchte Fitneß

Aerobic im Wasser – noch ein Sport par excellence, bei dem das zusätzliche Gewicht keine Rolle spielt. Ebenso wie Schwimmen ist auch Aquarobic gelenkschonend und trotzdem kräftigend. Und genau das wird in der Schwangerschaft gebraucht. Hier hilft nicht nur das Wasser, um das Sporttreiben im wahrsten Sinne des Wortes zu erleichtern, sondern auch noch die Musik: Sie bringt Schwung ins Schwimmbecken.

Die klaren Vorteile von Schwimmen und Aquarobic: Das Schlagvolumen (Blutmenge, die bei einen Herzschlag durch das Herz gepumpt wird) ist bei

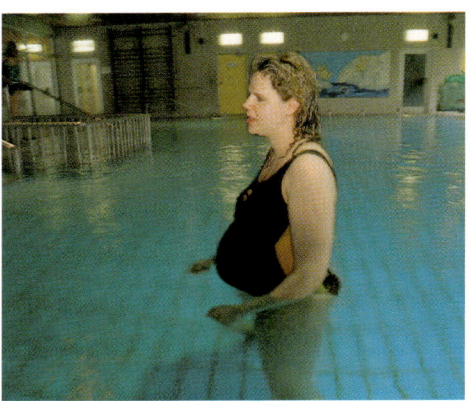

Keine Angst vor großen Fischen:
Der Auftrieb im Wasser sorgt für gelenkschonende Belastung.

Die sportliche Seite der Schwangerschaft

Belastungen im Wasser höher als an Land. Die Blutmenge in den peripheren Gefäßen fließt den zentralen Organen und der Gebärmutter zu. Trotz Belastung wird also mehr Blut und Sauerstoff zum Baby transportiert, und es wird damit besser versorgt. Außerdem ergaben Untersuchungen, daß Schwimmen und Aquarobic aus den genannten Gründen Wassereinlagerungen, die in der Schwangerschaft häufig vorkommen, vermindern.
Geeignete Wassertemperaturen für Schwangere liegen zwischen 28 und 30 Grad.

Aerobic: »4–3–2–1–Wechsel!«

Ganz klar ist dies eine der Sportarten, die bei Frauen ganz hoch im Kurs stehen. In der immer noch wachsenden Menge der Fitneßstudios, vor allem der speziellen Frauen-Sportstudios, ist die Spezies der sporttreibenden Schwangeren deswegen auch häufig zu finden. Sie nehmen an den verschiedensten Kursen teil, um während ihrer Schwangerschaft sportlich nicht den Anschluß zu verlieren: Wirbelsäulengymnastik, Step, Low-Impact-Aerobic usw.
Aber sie nutzen das Sportstudio nicht nur, um fit durch die Schwangerschaft zu kommen. Frauen lieben es einfach, ein Schwätzchen mit einer guten Freundin zu halten, ganz unter sich. Da

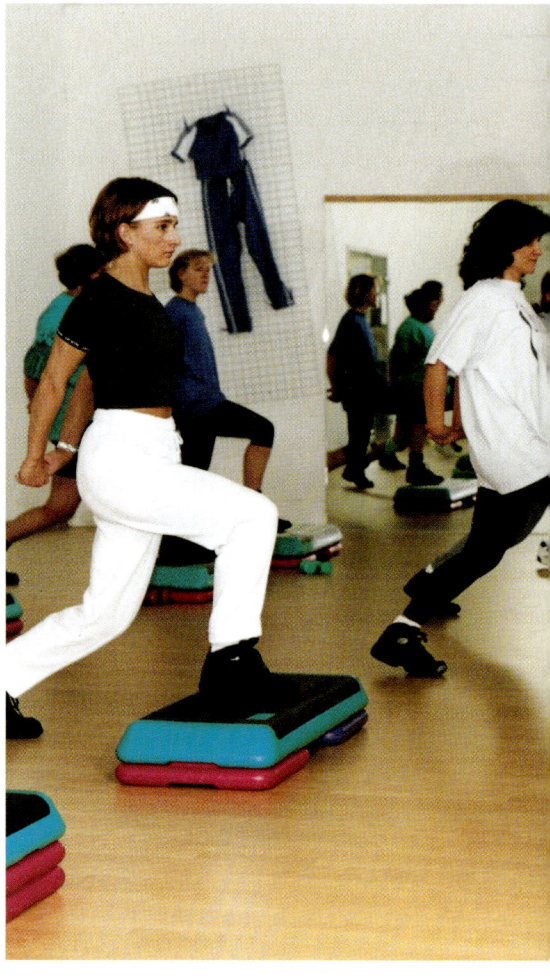

kommt ab und zu auch das Thema Schwangerschaft auf den Tisch. Bei dieser Gelegenheit sollten Sie der Aerobic-Instruktorin gleich mitteilen, daß Sie ein Baby erwarten. Sie kann dann spezielle »Schwangerschaftstips« geben und Sie beim Training besonders im Auge behalten.

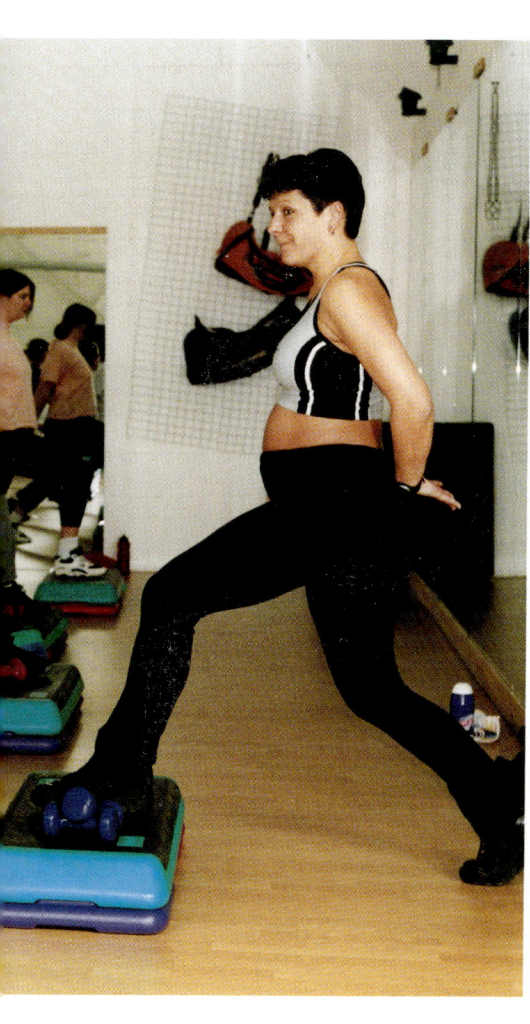
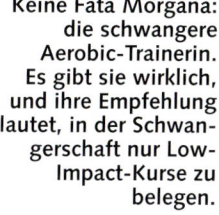

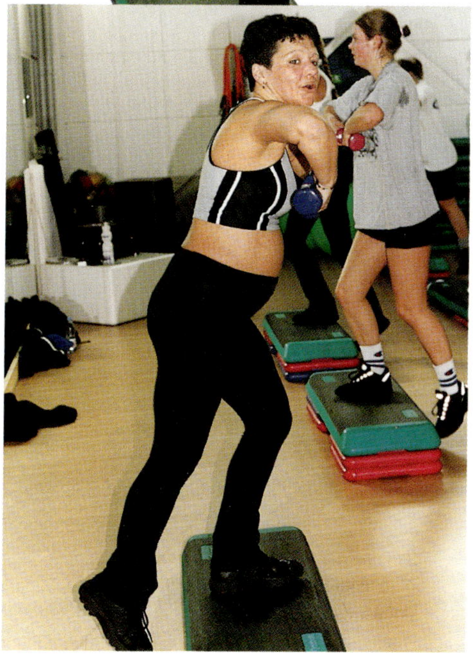

Keine Fata Morgana: die schwangere Aerobic-Trainerin. Es gibt sie wirklich, und ihre Empfehlung lautet, in der Schwangerschaft nur Low-Impact-Kurse zu belegen.

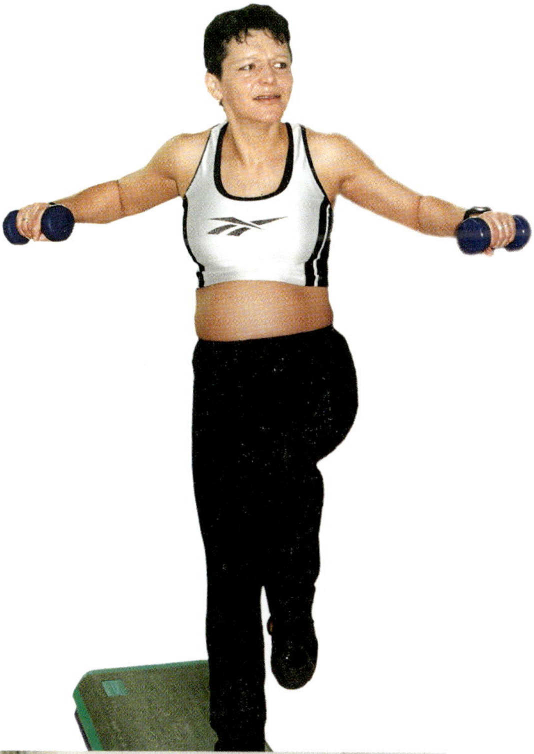

Die sportliche Seite der Schwangerschaft

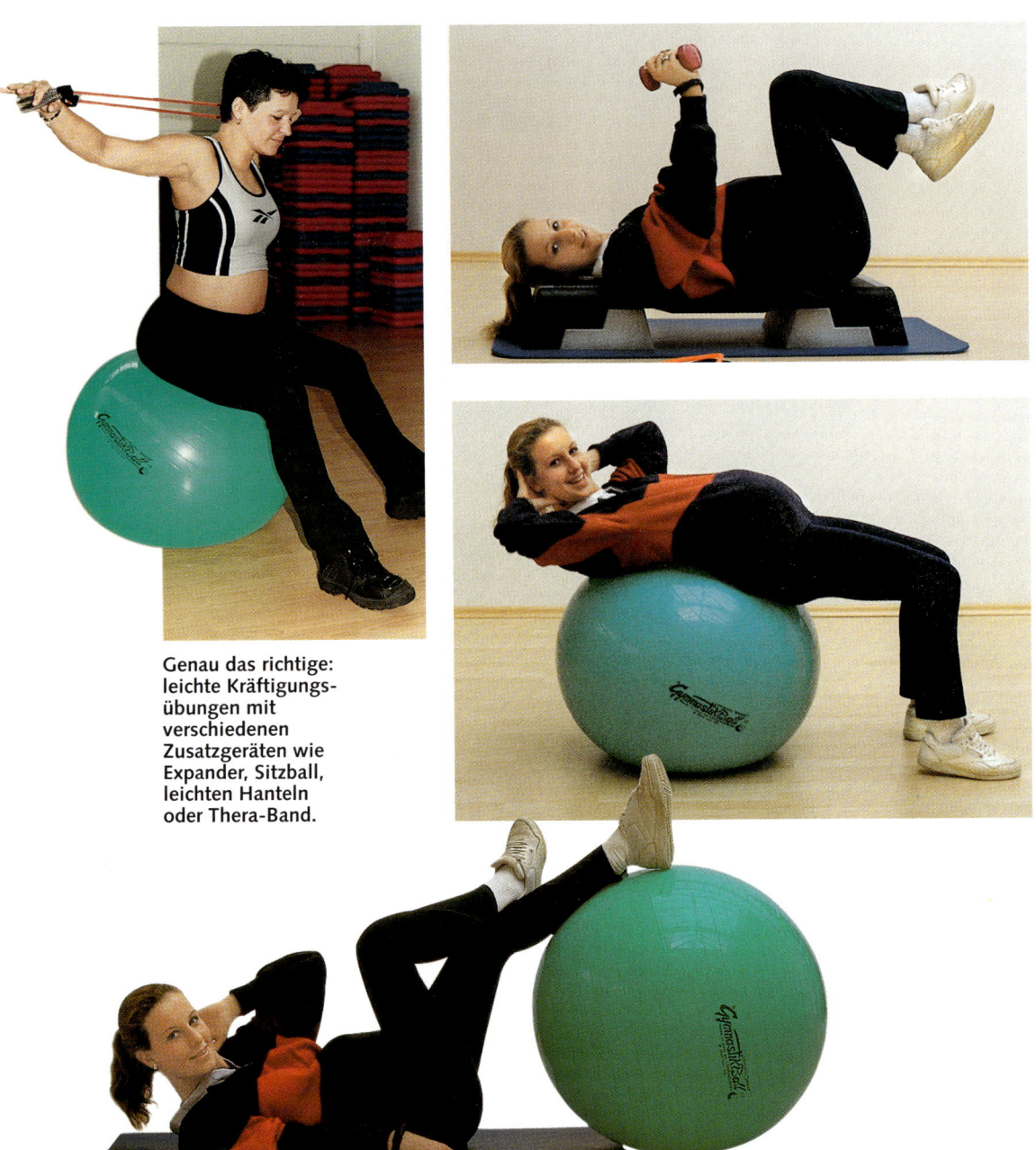

Genau das richtige: leichte Kräftigungsübungen mit verschiedenen Zusatzgeräten wie Expander, Sitzball, leichten Hanteln oder Thera-Band.

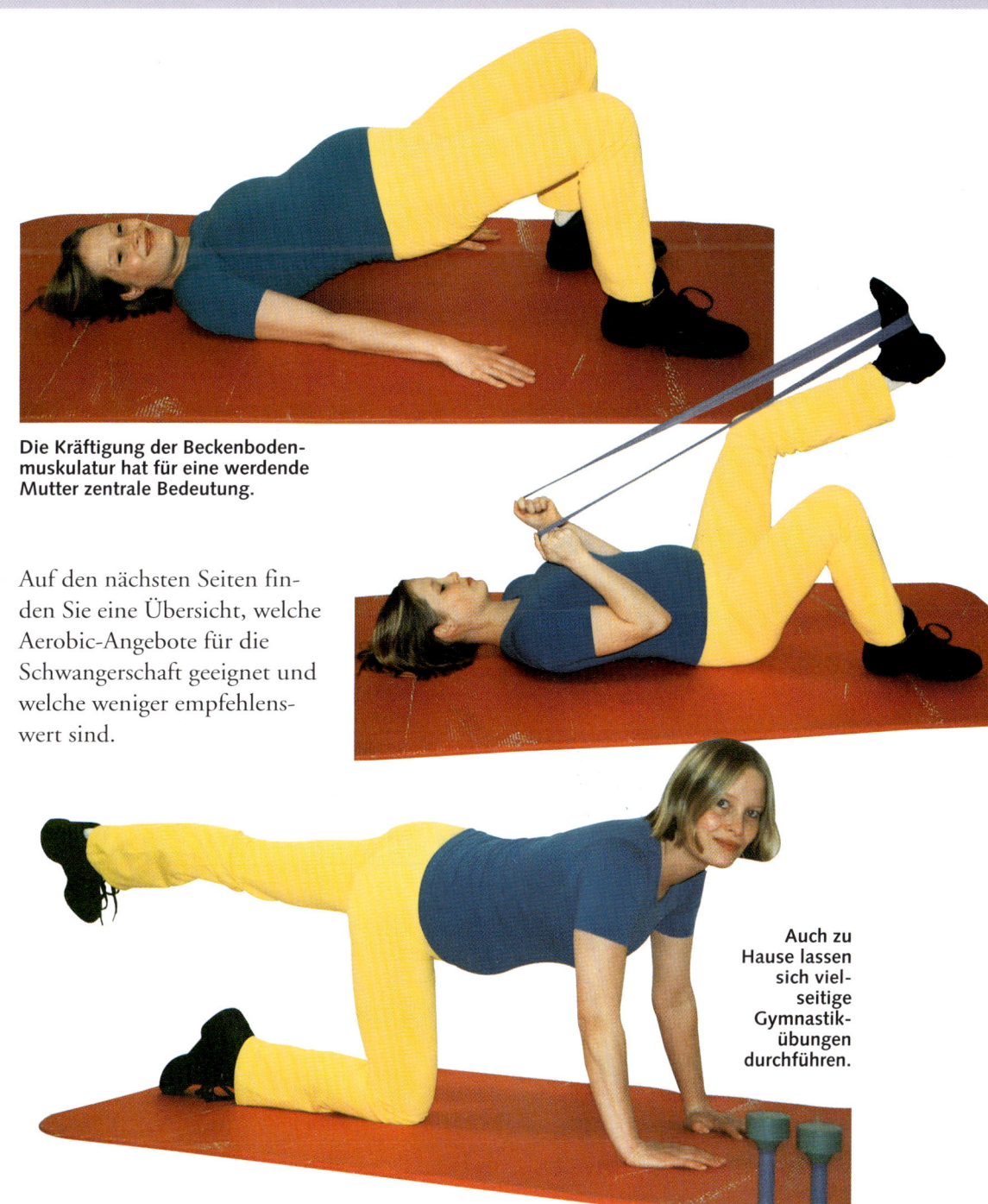

Die Kräftigung der Beckenbodenmuskulatur hat für eine werdende Mutter zentrale Bedeutung.

Auf den nächsten Seiten finden Sie eine Übersicht, welche Aerobic-Angebote für die Schwangerschaft geeignet und welche weniger empfehlenswert sind.

Auch zu Hause lassen sich vielseitige Gymnastikübungen durchführen.

75

Die sportliche Seite der Schwangerschaft

Schwanger im Fitneßstudio

Sportart	Aerobic					
	Low Impact	High Impact	Slide	Fatburner	Step	Power Step
Was? Wie?	ideales Herz-Kreislauf-Training	intensive Form des Aerobic, mit Sprüngen und hohen Belastungsintensitäten	»Rutschvariante« des Aerobic	Training zur Aktivierung des Fettstoffwechsels	Aerobic-Variante mit Step-Zusatzgerät	intensive Variante de Step, mit h hem Step und intensiven Belastungen
Worauf achten?	Vorsicht in der Spätschwangerschaft wegen Gleichgewichtsstörungen	hohe Sturzgefahr	hohe Verletzungsgefahr, da Bänder und Sehnen in der Schwangerschaft gelockert sind	nur bis Trainingspuls 130, keine Sprünge	keine zu große Höheneinstellung, Vorsicht bei Gleichgewichtsproblemen	Sturzgefah durch reduziertes Gleichgewichtsgefü
Bis wann?	bei gutem Gefühl durchgehend	nicht zu empfehlen	nicht zu empfehlen	je nach Wohlgefühl, nach dem 6. Monat nicht mehr zu empfehlen	bis ca. zum 6. Monat	nicht zu empfehler

Die Hitliste der Schwangerschaftssportarten

...rkout			Funktions-gymnastik			
...mp	Bodyshaping	Bauch, Beine, Po	Stretching	Wirbelsäulen-gymnastik	Entspan-nungskurse	Yoga
...ining mit ...ghanteln	Ganzkörpertraining für alle Muskelgruppen	spezielles Muskeltraining	Dehnungstraining zur Verbesserung und Erhaltung der Beweglichkeit	gezielte Übungen zur Stabilisierung des gesamten Rückenbereichs	sehr geeignet zum Streßabbau	meditative und gymnastische Übungen
...scho...de ...cken...tung ...ten	möglichst keine Übungen in der Rückenlage, nach 3 Minuten Wechsel in die Seitenlage, nicht bei Schwindel und Übelkeit	Bauchübungen sukzessive reduzieren, nach dem 7. Monat ganz weglassen	Vermehrte Beweglichkeit berücksichtigen, außer dem normalen Programm keine zusätzlichen Dehnübungen. Ausnahme: Rückenstrecker verstärkt dehnen.	wichtig zur Haltungskorrektur und Gegensteuerung bei Rückenproblemen und Hohlkreuz	Mit Atemübungen kombinieren!	Dehnübungen meiden!
...ach ...hlbefin... bis zum ...onat	je nach Wohlbefinden bis zum 6. Monat	je nach Wohlbefinden bis zum 7. Monat	leichte Dehnübungen bis zur Geburt	dosiert bis zur Geburt, je nach Wohlbefinden	bis zur Geburt	dosiert bis zur Geburt, je nach Wohlbefinden

Radfahren – so fliegen Sie auch schwanger nicht aus der Kurve

»Muten Sie sich nur nicht zuviel zu!« Diesen Satz hört jede Schwangere von ihrem Arzt. Aber beim Radfahren ist das anders. Diese Sportart schneidet auch bei vielen Ärzten sehr gut ab, weil die Anstrengung sogar geringer als beim Laufen ist – denn auf dem Fahrrad muß das eigene Gewicht nicht getragen werden.
Radfahren ist eine Sportart mit vielen positiven Eigenschaften: Frau ist im Freien unterwegs, die Gelenke und Bänder werden geschont, das Herz-Kreislauf-System wird auf Trab gebracht, und die Muskeln haben auch einiges zu tun. Alles Dinge, die sehr wichtig für eine entspannte und gesunde Schwangerschaft sind.
Wenn man nicht gerade Querfeldeinrennen über Stock und Stein macht, kann man sogar bis zur Geburt fahren. Ein sportliches Rennrad ist weniger geeignet, denn bei einem tiefen Lenker ist der Bauch ziemlich im Weg. Ein Damenfahrrad mit gefedertem, breitem Sattel (Bandscheibensattel) ist für eine Schwangere eine gute Alternative.
Um den Beckenboden nach der Geburt wieder zu straffen, bietet sich dann im Gegensatz zur Zeit während der Schwangerschaft eher die Rennradhaltung an. In dieser Position ist der Druck auf den nach der Geburt geschwächten Beckenboden geringer.

Bergsteigen und Wandern – auch zu zweit

Wenn es nicht in extreme Höhen geht, dürfen auch werdende Mütter Bergtouren machen. Welches Risiko entstehen kann, wenn eine Schwangere sich zu hoch hinaufwagt, ist im Kapitel »Mit Bauch unter Palmen« nachzulesen.

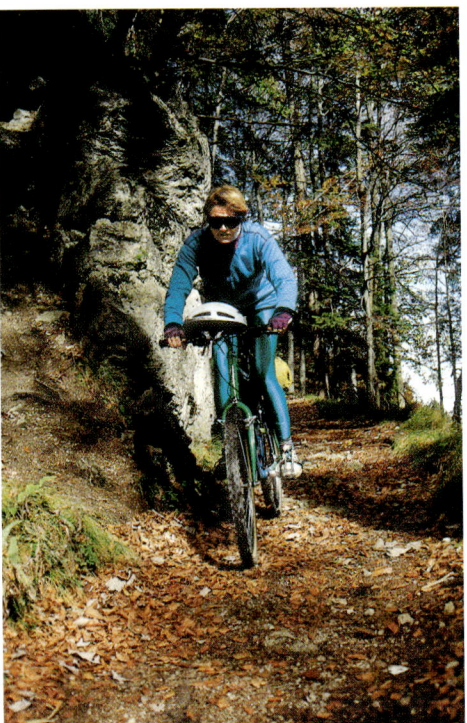

Fahren Sie ins Gelände, sollten Sie auf den Untergrund achten – gerade bei fortgeschrittener Schwangerschaft darf er nicht zu holprig sein.

Die Hitliste der Schwangerschaftssportarten

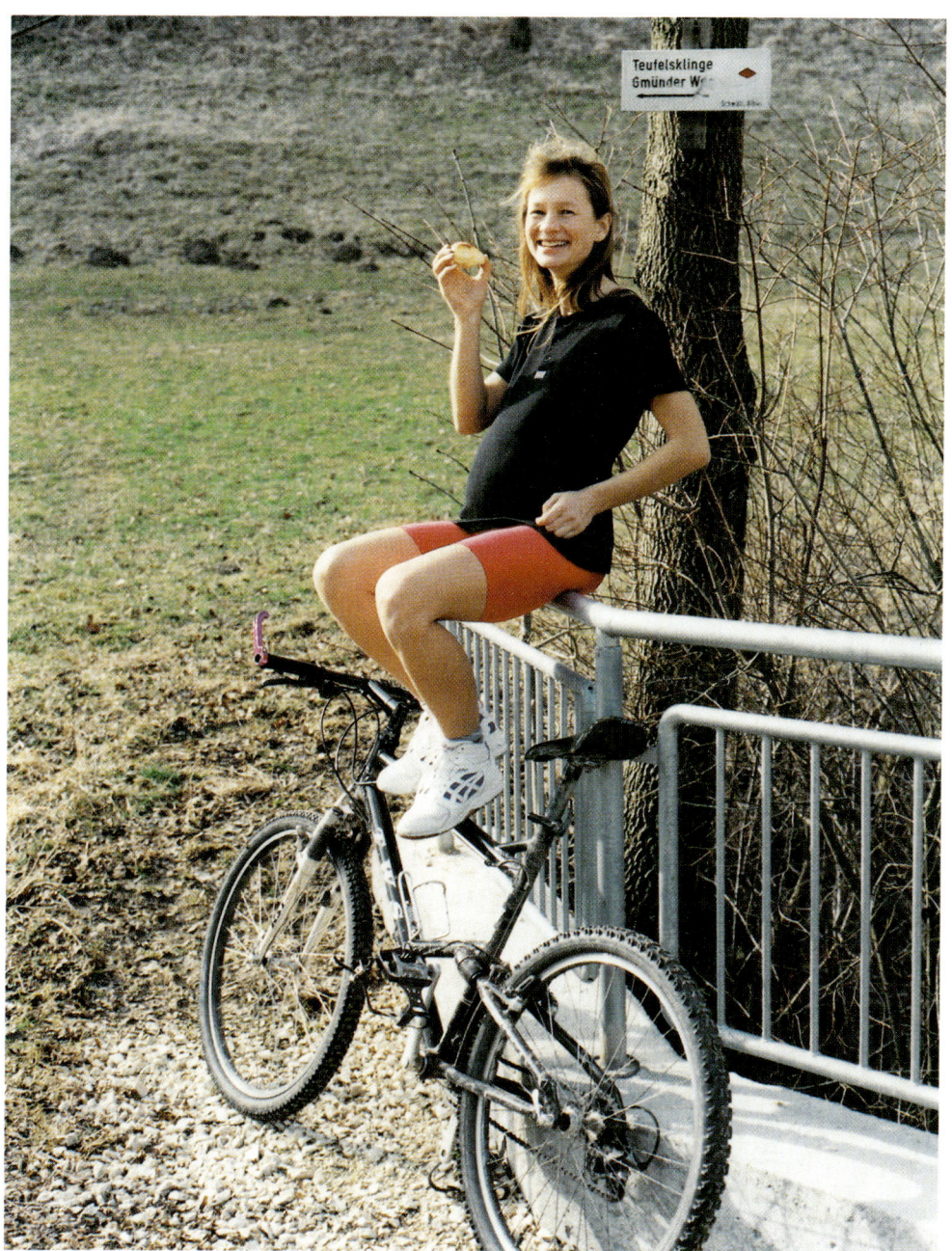

Die sportliche Seite der Schwangerschaft

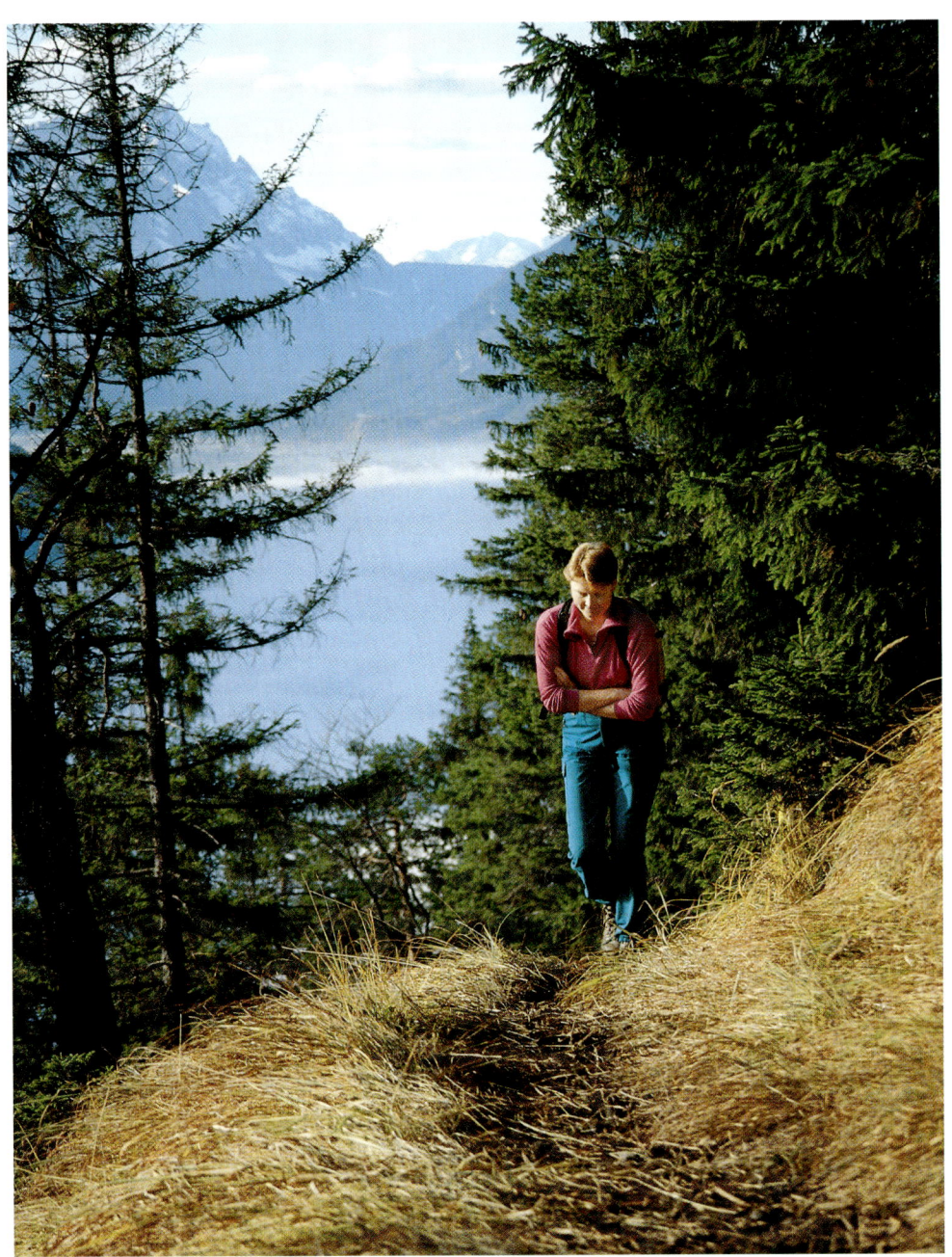

Die Hitliste der Schwangerschaftssportarten

Der Aufenthalt in den Bergen unterhalb von 2000 Metern hilft auf natürliche Weise, das Blutbild und die Sauerstoffversorgung von Mutter und Kind zu verbessern. Wichtig ist nur, daß Sie sich langsam an die Höhe akklimatisieren und sich vor allem vor der starken Sonneneinstrahlung schützen.

Richtiges Klettern mit Seilsicherung ist allerdings zu gefährlich, denn kaum eine schwangere Frau ist schwindelfrei.

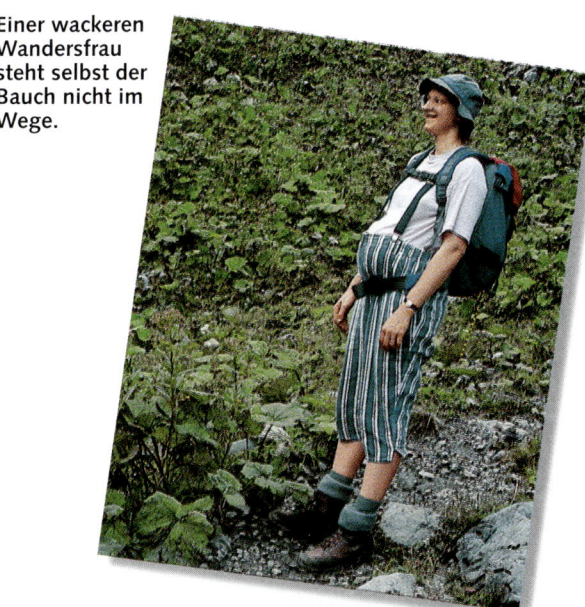

Einer wackeren Wandersfrau steht selbst der Bauch nicht im Wege.

Höhe und Sport in der Schwangerschaft

- In mehr als 2500 Meter Höhe keinen intensiven Sport mehr treiben!
- In mehr als 3000 Meter Höhe keine akute Höhenexposition mehr – also nicht höher steigen!
- Besondere Vorsicht in den ersten 3–4 Tagen nach dem Aufstieg!
- Je größer die Höhe, desto geringer sollte die Aktivität sein.
- Anämie und Rauchen sind zusätzliche Risikofaktoren.

Skifahren: alpin und Langlauf – schwanger im Schnee?

Wer schwanger Ski fährt, muß sehr geübt sein und sollte möglichst eine großen Bogen um Buckelpisten machen. Die Schläge und Stöße sind eine

◁ Auch beim Bergsteigen gilt: Hören Sie in erster Linie auf Ihren Körper.

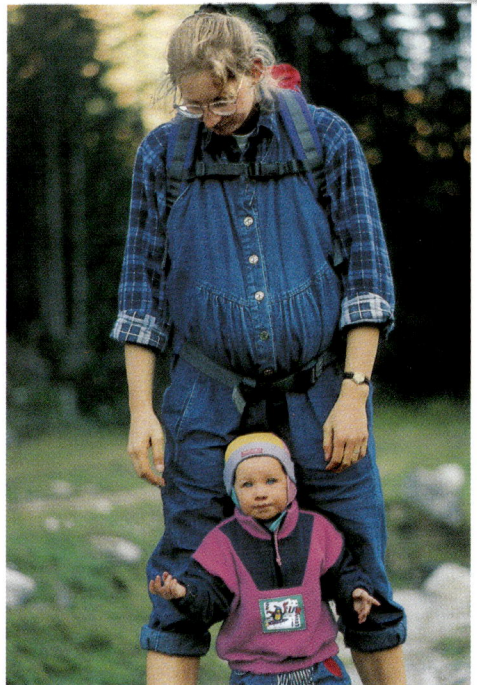

Die sportliche Seite der Schwangerschaft

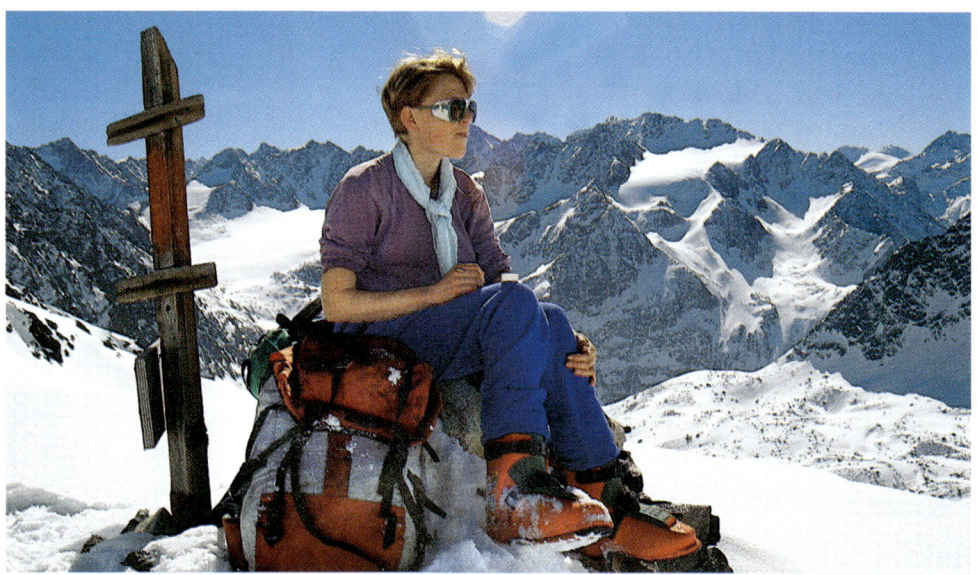

In höher gelegenen Skigebieten und auf Skitouren müssen Sie den reduzierten Sauerstoffgehalt der Luft beachten.

Belastung, die dem Baby im Bauch erspart werden sollte. Außerdem ist das Risiko zu stürzen in der Buckelpiste oder im Tiefschnee größer als auf der präparierten Piste.

Sie sollten die äußeren Bedingungen genauestens unter die Lupe nehmen. Das bedeutet, daß Sie sich gepflegte Pisten und übersichtliche, nicht zu anspruchsvolle Hänge aussuchen sollten. Es ist äußerst wichtig, die persönlichen Möglichkeiten und skifahrerischen Fähigkeiten genau einzuschätzen, um so sicher und so risikolos wie möglich ins Tal zu kommen. Übervorsichtig müssen Sie jedoch nicht sein – damit erreichen Sie oft gerade das Gegenteil. Das Kind ist immerhin durch das Fruchtwasser und den knöchernen Beckenring sehr gut geschützt, Verletzungen sind daher eher selten. Vielleicht auch, weil sich Schwangere instinktiv vorsichtiger verhalten. Dennoch müssen Sie Zusammenstöße mit anderen verhindern! Eine besondere Gefahr entsteht, wie auch beim Bergsteigen, durch die Verminderung des Sauerstoffgehalts in der Luft, sobald man sich in größeren Höhen aufhält. Vergewissern Sie sich also, wie hoch die jeweiligen Skilifte hinaufführen. Der Sauerstoffbedarf einer werdenden Mutter ist stark erhöht. Wenn dann noch der zusätzliche Verbrauch durch die sportliche Aktivität da-

Die Hitliste der Schwangerschaftssportarten

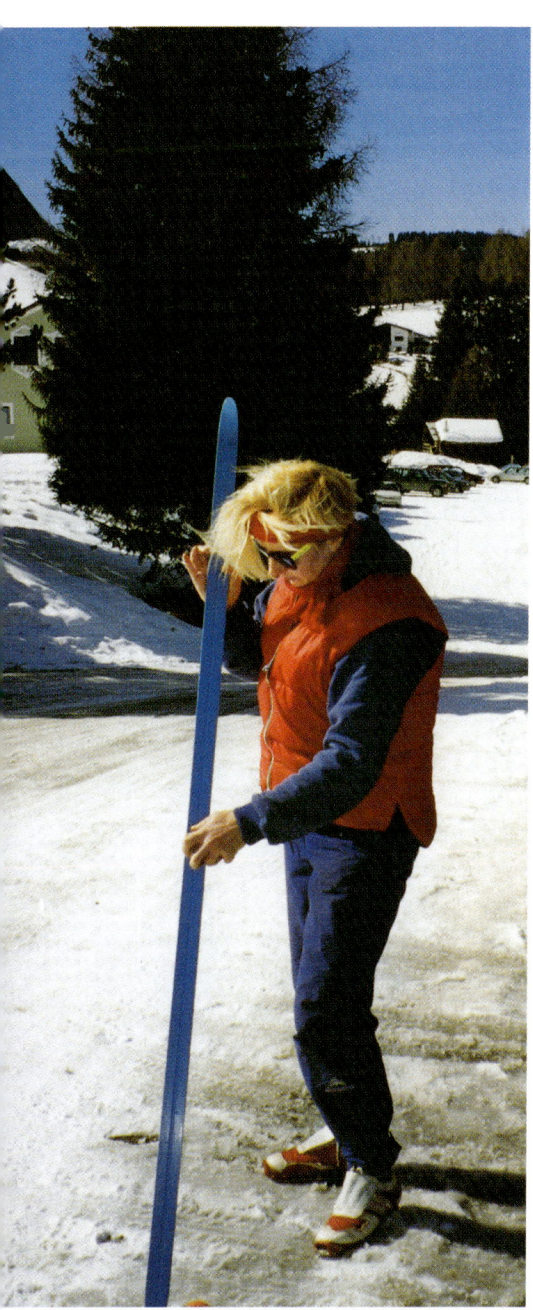

zukommt, kann leicht Sauerstoffmangel entstehen, der möglicherweise bedrohliche Folgen für Mutter und Kind hat. Die Loipe ist für Schwangere besser geeignet als die Piste. Langlauf zählt zu den Ausdauersportarten, und diese sind immer empfehlenswert, natürlich auch für Schwangere. Vorsicht nur beim Doppelstockschub – die Bauchmuskeln könnten dabei zu stark belastet werden. Die klassische Technik des Diagonalschritts und das Skaten sind Belastungen, die besser in das Trainingsprogramm einer Schwangeren passen.

Marathon – 42,2 Kilometer im Doppelpack

Der Marathon gehört eigentlich zum Laufen, ist jedoch mit sehr viel mehr Vorsicht zu genießen als das Joggen. Deshalb wird er hier noch einmal separat aufgeführt.
Das große Problem beim Marathon ist, daß die Körpertemperatur der Mutter sehr hoch ansteigen kann (bis zu 41 Grad). Der Fetus, der keine eigene Temperaturregelung besitzt, muß dann diese hohen Temperaturen ertragen. Hinzu kommt noch, daß seine eigene Temperatur sowieso schon um 0,5 Grad höher liegt. Aus diesen Gründen ist zu befürchten, daß der Fetus minderversorgt

Gut gewachst ist halb gewonnen...
Beim Langlaufen ist das Risiko geringer als bei Skifahren.

und extrem belastet wird. Blut, das eigentlich zu Versorgung des Uterus zur Verfügung stehen sollte, wird für die arbeitende Muskulatur und für die bessere Hautdurchblutung benötigt.

Deshalb sollten Sie in der Schwangerschaft auf den Marathonwettkampf in jedem Fall verzichten. Eine Umstellung auf kürzere Distanzen wäre eine gute Möglichkeit, weiter zu laufen, ohne die Schwangerschaft zu gefährden.

Tennis, Squash, Badminton – Vorsicht im Racket Center!

Grundsätzlich: Eine Stunde im Freien Tennis zu spielen ist jetzt auf jeden Fall gesünder als in der Halle. Die vermehrte Zufuhr von Sauerstoff sorgt gerade in der Schwangerschaft für Wohlbefinden. Wer sich aber gern im Konkurrenzkampf gegenseitig gnadenlos zermürbt, sollte das auf die Zeit nach der Entbindung verschieben. Außerdem ist es besser, Hartplätze zu meiden. Die sind, was der Name schon sagt: zu hart.

Leider ist es bei Squash und Badminton nicht möglich, draußen zu spielen. Wer trotzdem nicht auf diese Spiele verzichten möchte, sollte unbedingt vorsichtig sein und halblang machen. Bei den Rückschlagspielen ist der häufige Wechsel zwischen Bewegung und abruptem Stoppen nicht zu vermeiden. Das belastet die Gelenke erheblich. Außerdem werden die Bandscheiben im Lendenbereich durch die ruckartigen Drehbewegungen beim Schlagen sehr beansprucht. Für den Beckenboden ist hier die Phase des Auftreffens des Balles auf den Schläger nachteilig. Bei Frauen mit schwachem Beckenboden verstärkt dieser Druckimpuls die Schwäche noch zusätzlich.

Surfen – klar zur Wende!

Es muß ja nicht unbedingt Windstärke 7 und die Drei-Meter-Welle sein… Mit ein paar Beaufort weniger kommen Sie auch schon ins Gleiten. Und dann ist's auch nicht so gefährlich für Sie und Ihr Kind. Aber ein paar Probleme bleiben dennoch: Die äußeren Bedingungen wie Wind, Wellen und Wetterlage sind relativ schwer einzuschätzen. Sie sollten deswegen nicht zu weit entfernt vom Ufer surfen, so daß eventuelle Zwischenfälle leichter bemerkt werden. Eine Sturzgefahr besteht ohne Zweifel, aber sie wird von Nichtsurfern oft überschätzt. Wenn Sie Ihr Können richtig einschätzen und die passende Segelgröße auswählen (eine Segelgröße kleiner als gewohnt), können Sie die Sturzgefahr in Grenzen halten.

Trotz allem: Surfen ist und bleibt eine Sportart, die mit Vorsicht zu genießen ist. Sie sollten sehr viel Vorerfahrung mitbringen, wenn Sie auch in der Schwangerschaft nicht auf diesen Spaß verzichten möchten. Wer mit Trapez

Die Hitliste der Schwangerschaftssportarten

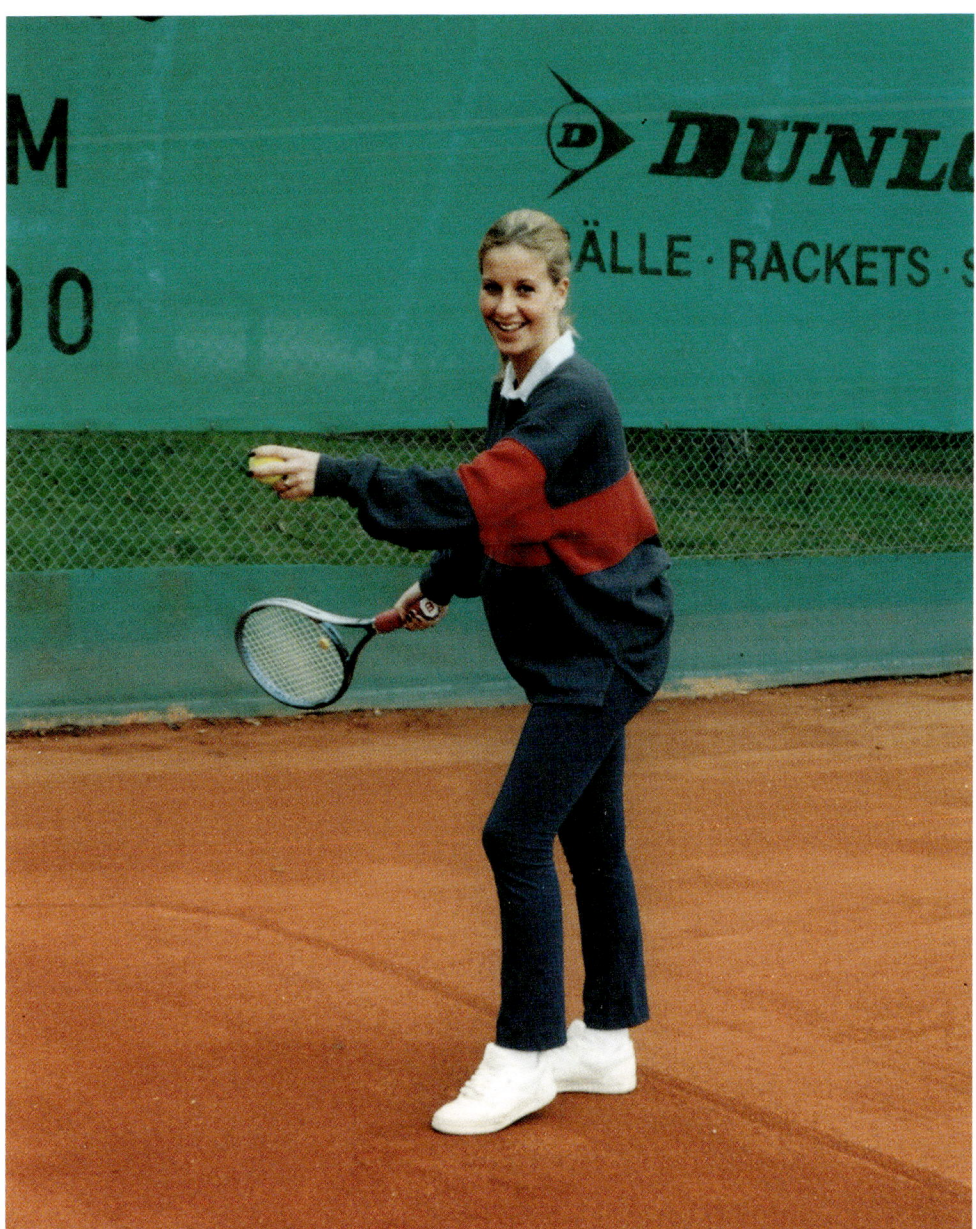

Spiel, Satz und Sieg – trotzdem wird es heuer für die Wimbledon-Qualifikation nicht ganz reichen.

Die sportliche Seite der Schwangerschaft

Die Neun-Monats-Checkliste

Sportart	Jogging	Walking	Schwimmen	Aquarobic
Beurteilung	gleichmäßige Herz-Kreislauf-Belastung mit geringer Verletzungsgefahr	Die sanfte Variante des Joggens ist eine optimale Ausdauerbelastung in frischer Luft.	Die ultimative Sportart für Schwangere: Der Auftrieb kompensiert das Gewicht.	wunderbare Gelenkentlastung bei gleichzeitigem Herz-Kreislauf-Training
Bis wann?	durchgehend	durchgehend	durchgehend	Puls <130; wenn Sie Lust haben: täglich
Intensität	1.-3. Monat: Vorsichtiger als gewohnt dosieren, insgesamt Trainingsumfang und Intensität reduzieren.	Puls <130; wenn Sie Lust haben: täglich	Puls <130; wenn Sie Lust haben: täglich	Auf eine aufrechte Haltung achten.
Rückentip	ein Muß: gedämpfte Laufschuhe und weicher Boden	Füße immer abrollen und Knie als Stoßdämpfer benutzen.	Mit Schwimmen können Sie den Rückenschmerzen die Stirn bieten!	Mit Schwimmen, Walking oder softer Gymnastik kombinieren.
Alternative	Walking oder Radfahren	Schwimmen oder Yoga	Wirbelsäulengymnastik oder Aquarobic	Schwimmen oder Walking
Note	☺☺	☺☺☺	☺☺☺	☺☺☺

DIE HITLISTE DER SCHWANGERSCHAFTSSPORTARTEN

	Radfahren/Biken	Bergsteigen/Wandern	Skilauf alpin	Skilanglauf
obic	empfehlenswerte Ausdauersportart mit optimaler Herz-Kreislauf-Belastung	empfehlenswerte Herz-Kreislauf-Belastung mit Kräftigung der großen Muskelgruppen	Nur für gute Skiläuferinnen – eigenes Können genau einschätzen!	Sehr empfehlenswerte Ausdauersportart – von frischer Luft kann man nie genug haben.
gepaßtes rz-Kreislauf-ining; h Impact: ant wegen Sprünge; Impact: pfehlenswert				
chgehend, r nur in den ten Varian-: Low Impact	bei korrekter Haltung: durchgehend	durchgehend	1.-3. Monat: besonders vorsichtig fahren; 3.-6. Monat: nicht in extremem Gelände fahren; 6.-9. Monat: besser nicht mehr fahren.	durchgehend, Umfang allmählich geringer
s <130; wenn Lust haben: hrmals pro che.	Puls <130; wenn Sie Lust haben: täglich	Nicht über 2500 Meter aufsteigen und langsam akklimatisieren.	Je nach Leistungsstand, aber vorsichtig fahren!	Puls <140 (je nach Leistungsstand)
gezielten hnübungen änzen.	Das Hollandrad kommt zu neuen Ehren. Bandscheibensattel besorgen!	Kräftigung der Rücken- und Beinmuskulatur, gute Bandscheibenmassage	Weiche Pisten ohne Unebenheiten bevorzugen – Buckelpiste ist tabu!	Technik optimal erlernen.
ga oder wimmen	Schwimmen oder Wirbelsäulengymnastik	Radfahren oder Schwimmen	Langlauf oder Schneewandern	Walking oder Schwimmen im Hallenbad
☺	☺☺☺	☺☺	☺☹	☺☺

DIE SPORTLICHE SEITE DER SCHWANGERSCHAFT

Die Neun-Monats-Checkliste

Sportart	Marathon	Squash/Tennis/Badminton	Windsurfen	Segeln	Krafttraining
Beurteilung	Kein Gedanke! Trainingsprogramm erheblich reduzieren!	Vorsicht bei Sprints und Stopps: hohe Gelenkbelastung!	Nur für souveräne Surferinnen!	empfehlenswerte Sportart an der frischen Luft	gut für die Stabilisation der Wirbelsäule, sehr gut kontrollierbare Kräftigung der Muskulatur
Bis wann?	Auf mäßiges Joggen umsteigen.	mit geringer Intensität durchgehend	Je nach Leistungsniveau bei geringeren Windstärken bis zum 6. Monat – Finger weg vom Brandungssurfen!	Bei mäßigen Windstärken durchgehend, beim Jollensegeln nicht unbedingt ins Trapez – besser als Steuerfrau segeln.	durchgehend bis zum 7. Monat
Intensität	wie beim Joggen	Leistung kontinuierlich reduzieren.	Nach eigenem Ermessen; die Bedingungen müssen genauestens eingeschätzt werden.	Kein Risikosegeln bei hohen Windstärken!	Keine hohen Gewichte – im Kraftausdauerbereich bleiben. Ab 6. Monat kein Bauchmuskeltraining mehr
Rückentip	wie beim Joggen	Vorsicht bei Drehbewegungen, die gehen auf die Bandscheiben!	Wegen Unterkühlungs- und Verletzungsgefahr Neoprenanzug tragen.	Im Trapez ist die Belastung für die Lendenwirbelsäule groß.	Übungen immer korrekt und unter Anleitung ausführen.
Alternative	Schwimmen oder Joggen	Wirbelsäulengymnastik	Schwimmen oder Strandlauf	Schwimmen oder Radfahren	Wirbelsäulengymnastik
Note	☹	☺☹	☺☹	☺	☺

Die Hitliste der Schwangerschaftssportarten

lf	Teamsportarten mit Ball	Reiten	Tauchen	Inline-Skating
te Ausgleichs- ortart im ien. Vorsicht: Wirbelsäule d bei der sholbewe- g stark bela- t.	Zusammenstöße und Stürze sind kaum zu vermeiden. Auf nicht leistungsorientierte Breitensportgruppen ausweichen.	Mäßige Geländeritte sind vertretbar. Wegen der Sturzgefahr nur als erfahrene Reiterin im Sattel bleiben!	Nichts für Schwangere! Die Gefahr eines Tauchunfalls durch zu schnelles Aufsteigen ist zu groß.	Gute Ausdauerbelastung für die, die es bereits gut können – die Sturzgefahr muß aber beachtet werden!
chgehend, ab m 6. Monat t mehr lei- ngsorientiert	Im 1. – 3. Monat und ab dem 7. Monat besser nach Alternativen suchen.	Je nach Leistungsniveau: Vor dem 4. und nach dem 7. Monat riskant, in der Spätschwangerschaft nur noch im Schritt spazierenreiten.		Je nach Leistungsniveau bis zum 6. Monat – Vorsicht in der Frühschwangerschaft!
h eigenem essen und hlbefinden; n Sie Lust en: mehr- s pro Woche	Trainingsintensität kontinuierlich reduzieren.	Dauer und Intensität kontinuierlich reduzieren.		Strecken und Geschwindigkeit langsam reduzieren.
saubere agtechnik en, Rücken- skulatur zu- lich stärken.	Stopp- und Drehbewegungen belasten den Rücken – ergänzend stretchen.	Sanftes Ausreiten ist eine wunderbare Bandscheibenmassage.		gute und gleichmäßige Belastung der Rückenmuskulatur
ndern oder fahren	Aquarobic oder Radfahren	Schwimmen oder Wandern	Schwimmen oder Schnorcheln	Radfahren
	🙂🙁	🙂🙁	🙁	🙂

Die sportliche Seite der Schwangerschaft

surft, greift besser zum Sitztrapez. Ein Brusttrapez entlastet die Wirbelsäule nicht genug und wird ohnehin nur in der extremen Welle benutzt – die sollten schwangere Surferinnen sowieso meiden.

Segeln – immer eine Handbreit Wasser unter dem Kiel

Als Passagierin dürfen Sie auf einer Segelyacht natürlich ohne weiteres mitsegeln, wenn nicht gerade Sturmwarnung gegeben wird. Die Probleme, die mit Wind und Wetter zusammenhängen, sind die gleichen wie beim Surfen. Zum Jollensegeln: Welche Position auf dem Boot können Sie als Schwangere übernehmen? Die Aufgaben der Steuerfrau sind jetzt für Sie besser geeignet als die der Vorschoterin. Dann ist das Segeln auch körperlich nicht so anstren-

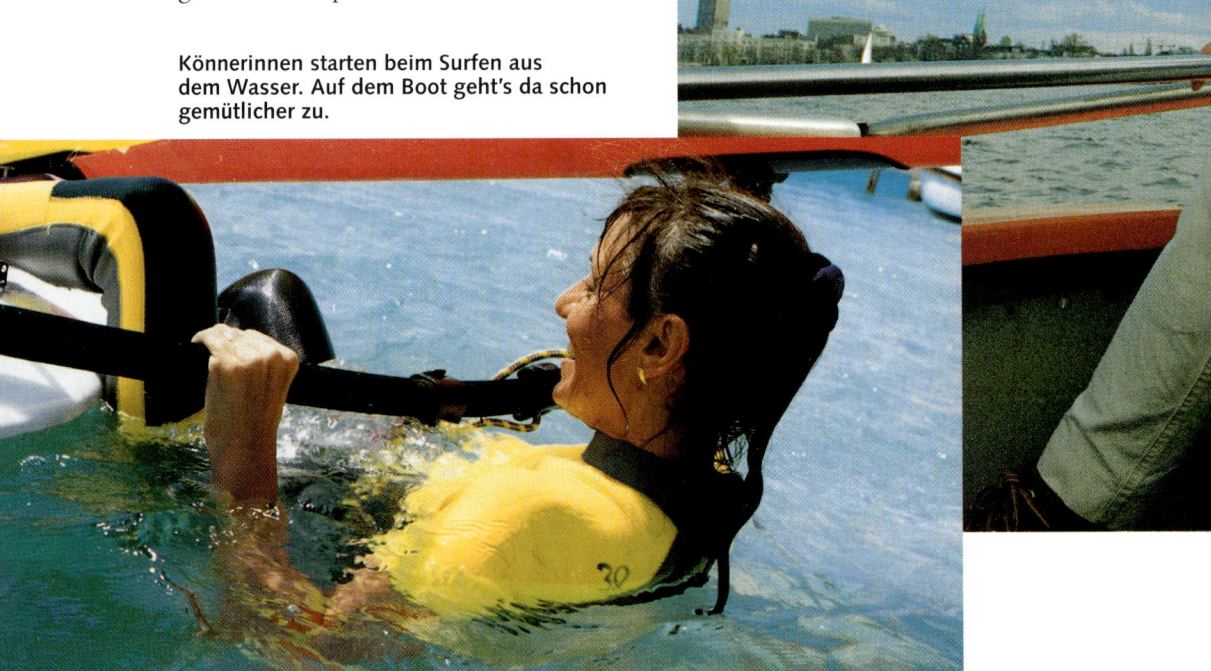

Könnerinnen starten beim Surfen aus dem Wasser. Auf dem Boot geht's da schon gemütlicher zu.

Die Hitliste der Schwangerschaftssportarten

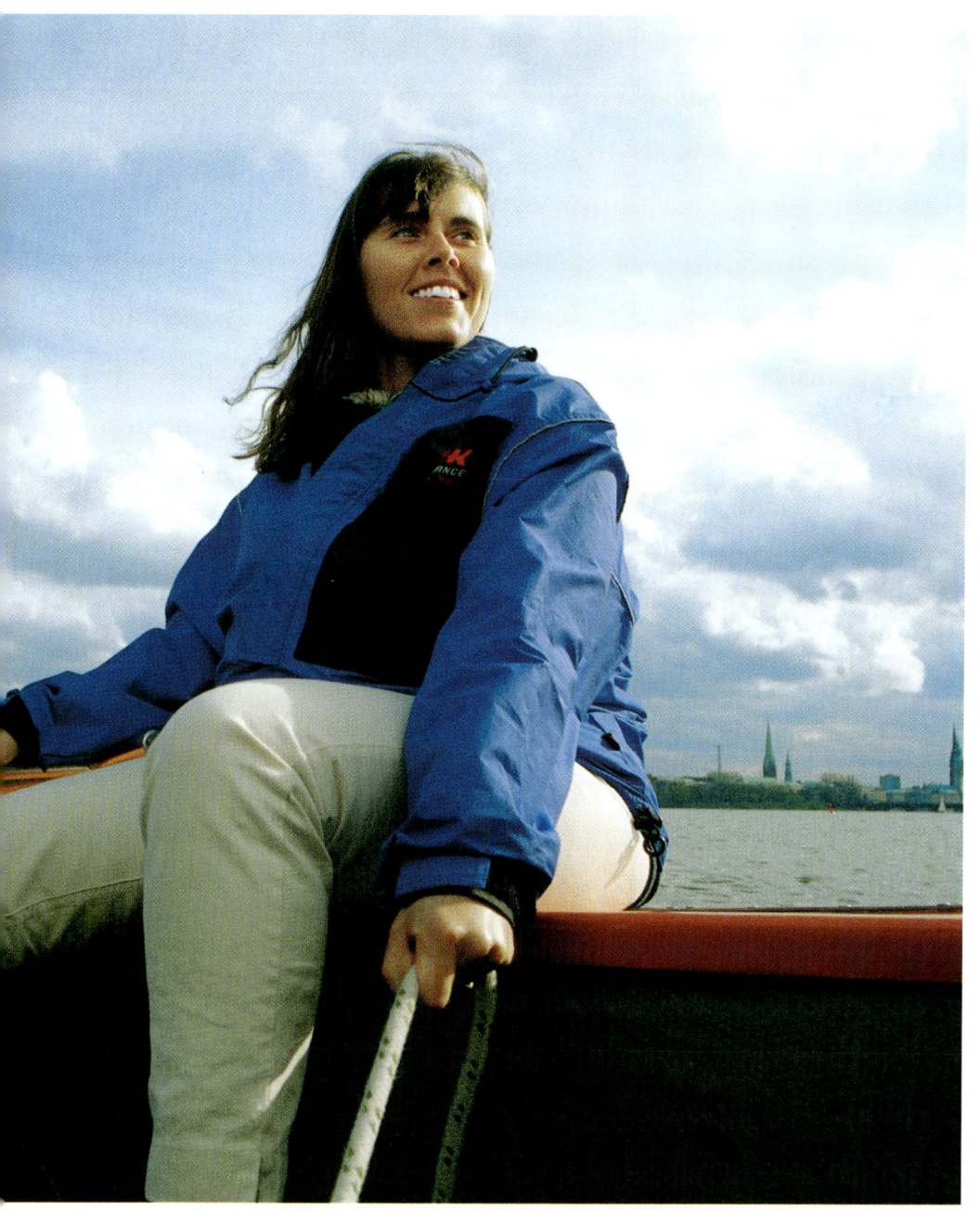

Die sportliche Seite der Schwangerschaft

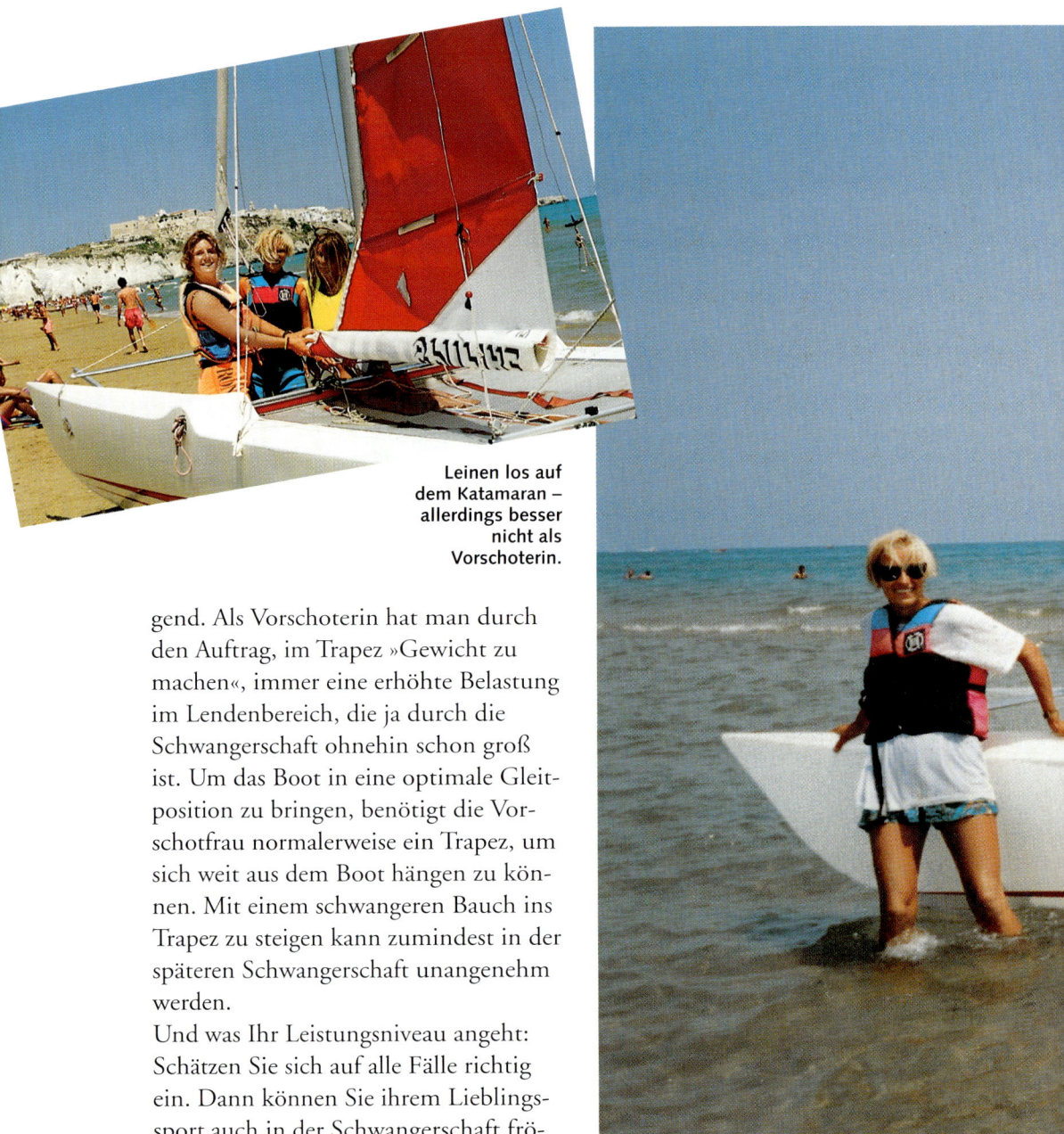

Leinen los auf dem Katamaran – allerdings besser nicht als Vorschoterin.

gend. Als Vorschoterin hat man durch den Auftrag, im Trapez »Gewicht zu machen«, immer eine erhöhte Belastung im Lendenbereich, die ja durch die Schwangerschaft ohnehin schon groß ist. Um das Boot in eine optimale Gleitposition zu bringen, benötigt die Vorschotfrau normalerweise ein Trapez, um sich weit aus dem Boot hängen zu können. Mit einem schwangeren Bauch ins Trapez zu steigen kann zumindest in der späteren Schwangerschaft unangenehm werden.

Und was Ihr Leistungsniveau angeht: Schätzen Sie sich auf alle Fälle richtig ein. Dann können Sie ihrem Lieblingssport auch in der Schwangerschaft frönen, ohne zu viele Risiken einzugehen.

Die Hitliste der Schwangerschaftssportarten

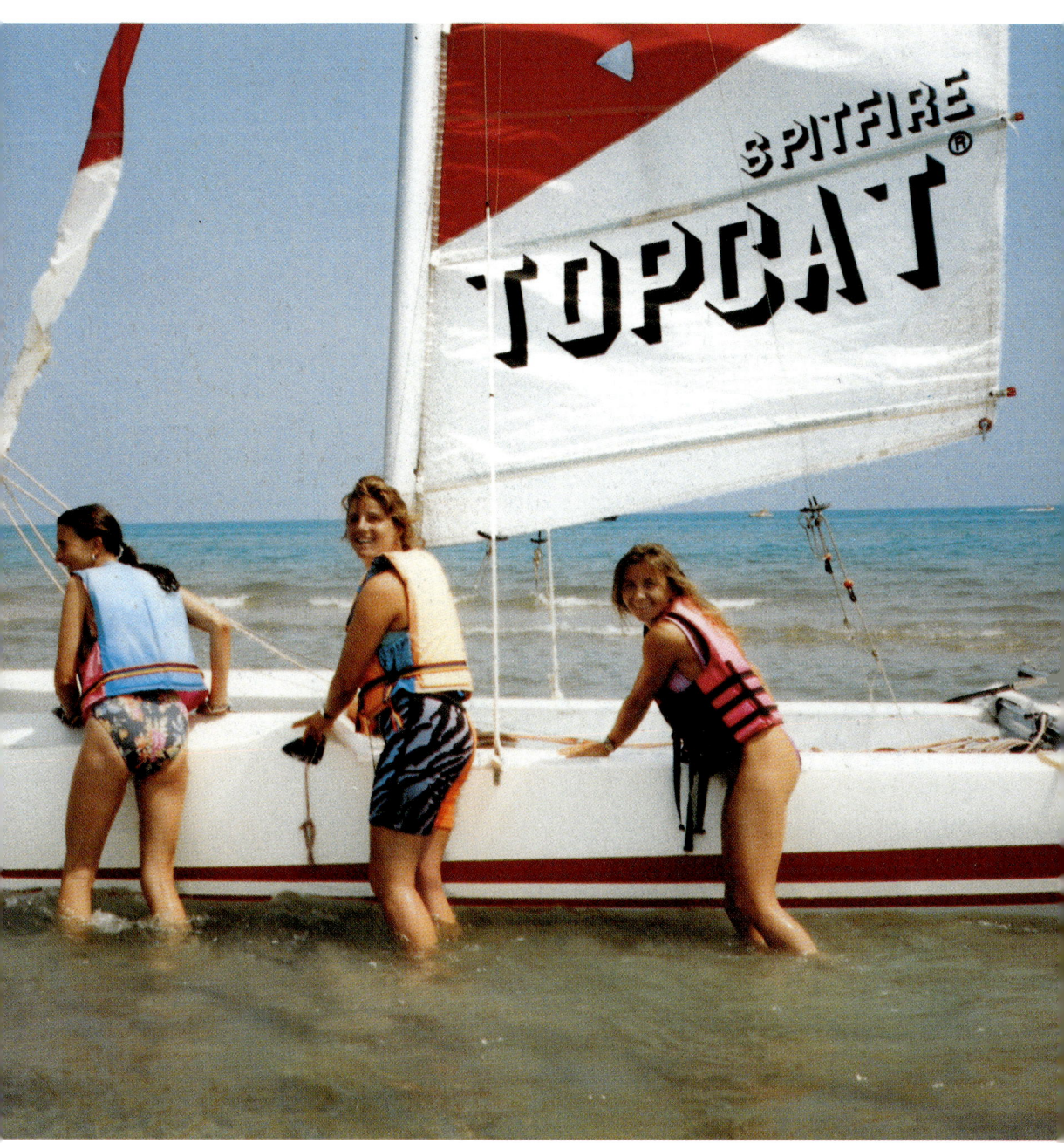

Die sportliche Seite der Schwangerschaft

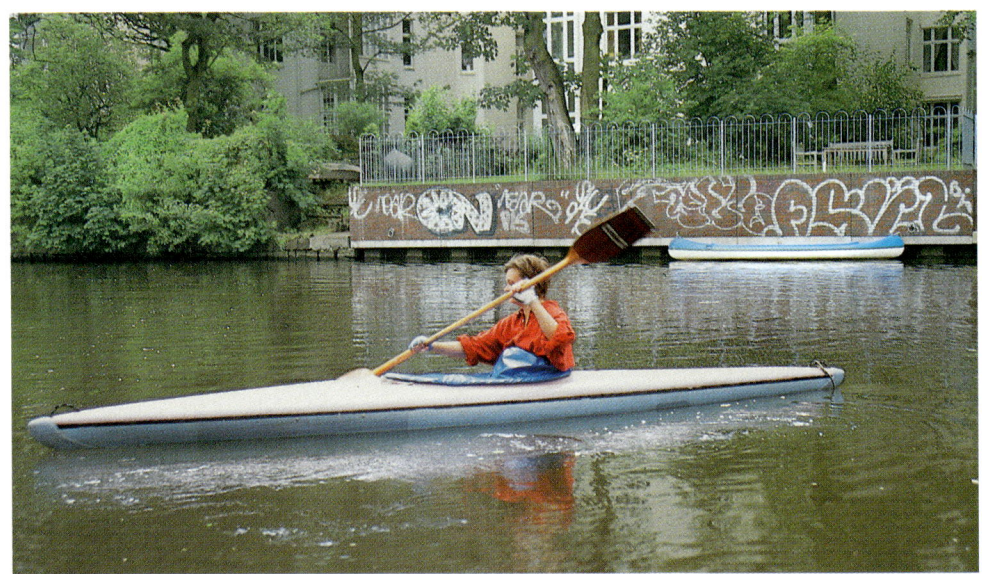

Kanufahren ist eine weitere empfehlenswerte Wassersportart: Die Schulter- und Rückenmuskulatur wird adäquat belastet, gepaddelt wird im Sitzen und an der frischen Luft.

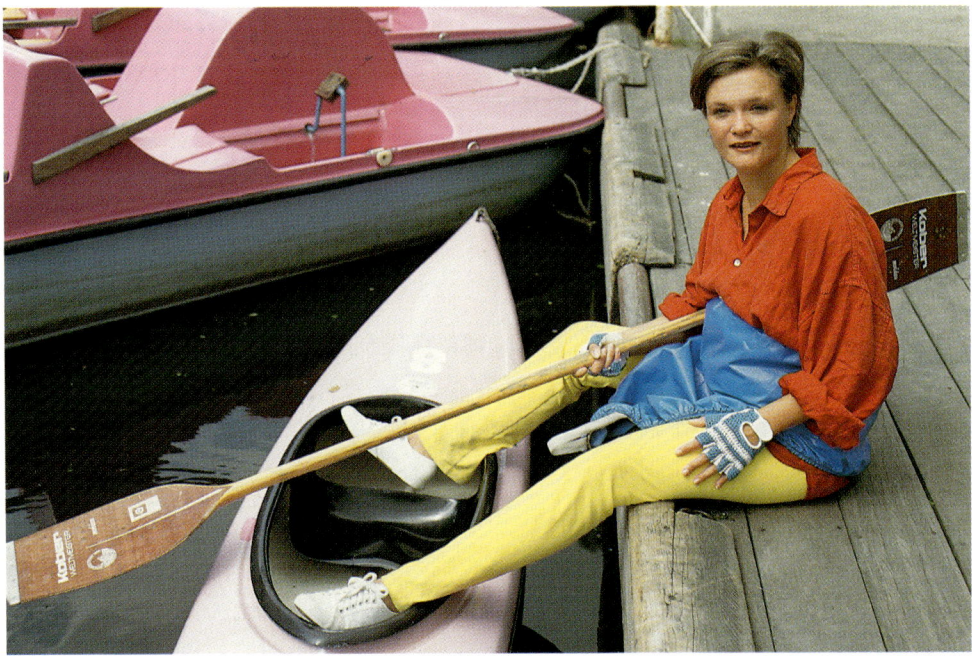

Die Hitliste der Schwangerschaftssportarten

Krafttraining – schwanger im Fitneßcenter

Grundsätzlich: Wenn man beim Krafttraining im Sportstudio vor der Schwangerschaft im Maximalkraftbereich trainiert hat, sollte man spätestens jetzt die Trainingsmethode ändern. Hohe Gewichte mit wenigen Wiederholungen sind nichts für werdende Mütter.

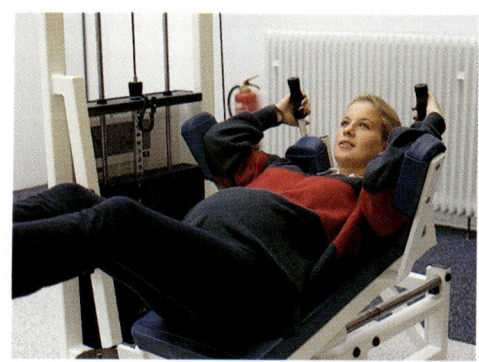

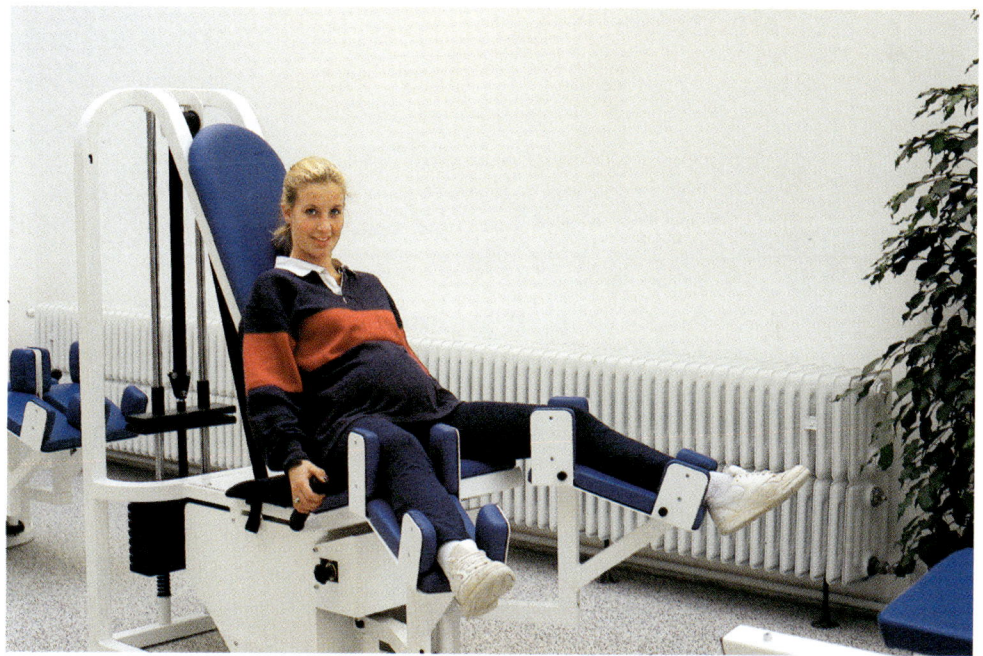

Viel sinnvoller dagegen sind Kraftausdauerübungen für Muskelpartien, die in der Schwangerschaft besonders beansprucht werden. Typisch für Kraftausdauertraining sind niedrige Gewichte und relativ hohe Wiederholungszahlen.

Gezieltes Krafttraining für die Beine ist notwendig, um das zusätzliche Gewicht zu verkraften – am besten unter fachmännischer Anleitung.

Die sportliche Seite der Schwangerschaft

Wichtige Kräftigungsübungen in der Schwangerschaft	
Rücken	Durch Rückentraining verbessert sich die Stabilität des Skelettapparates. Das ist sinnvoll, um sich auf das hohe Gewicht vorzubereiten und Rückenschmerzen vorzubeugen. Fast noch wichtiger sind die Dehnübungen, vor allem für den Lendenwirbelbereich.
Bauch	Übungen für die Bauchmuskulatur sind wichtig, um die verstärkte Lendenlordose (das Hohlkreuz) zu stabilisieren. Wenn Sie eine beginnende Diastase (Entfernung der beiden Muskelpartien der geraden Bauchmuskeln voneinander) ertasten, sollten Sie auf das Training der geraden Bauchmuskeln verzichten und nur noch die schrägen Bauchmuskeln trainieren. Im letzten Drittel der Schwangerschaft lieber ganz auf Bauchübungen verzichten. Nach der Geburt zuerst nur die schräge Bauchmuskulatur trainieren, bis die Diastase verschwunden ist. Dann können Sie wieder mit dem vollständigen Bauchmuskelprogramm loslegen.
Beine	Die Beinmuskulatur sollte gekräftigt werden, um das zusätzliche Gewicht besser tragen zu können, aber auch um einer Thrombose und Wassereinlagerungen vorzubeugen.

Achtung: Keine Preßatmung – nie beim Trainieren den Atem anhalten. Dabei besteht die Gefahr, daß die Sauerstoffversorgung im Körper nicht mehr ausreicht. Das könnte Versorgungsprobleme für das Baby mit sich bringen. Ob schwanger oder nicht – Bodybuilding ist out! Darüber braucht man eigentlich nicht mehr zu diskutieren. Aber für diejenigen, die es immer noch nicht wissen: Für die Gesundheit bietet Bobybuilding nur wenig. Das wird häufig mißverstanden. Die Gesundheitsaspekte treten in den Hintergrund, und nur die Ästhetik zählt. Aus medizinischer Sicht wird in den typischen Bodybuilding-Studios, oft auch aufgrund von mangelndem Fachpersonal, häufig falsch trainiert. Der Hauptfehler ist, daß bestehende Muskeldysbalancen weiter verstärkt anstatt ausgeglichen werden. Deshalb: Prüfen Sie Ihr Fitneßstudio auf Herz und Nieren. Die Trainer und Trainerinnen in guten Studios sind ausgebildete Sportlehrer oder Krankengymnasten mit Zusatzqualifikation.

Golf – Handicap Schwangerschaft?

Der Golfsport findet mittlerweile immer mehr Anhänger. Aber gilt das auch für die Schwangerschaft? Keine Frage! Die dosierte Ausdauerbelastung beim

Die Hitliste der Schwangerschaftssportarten

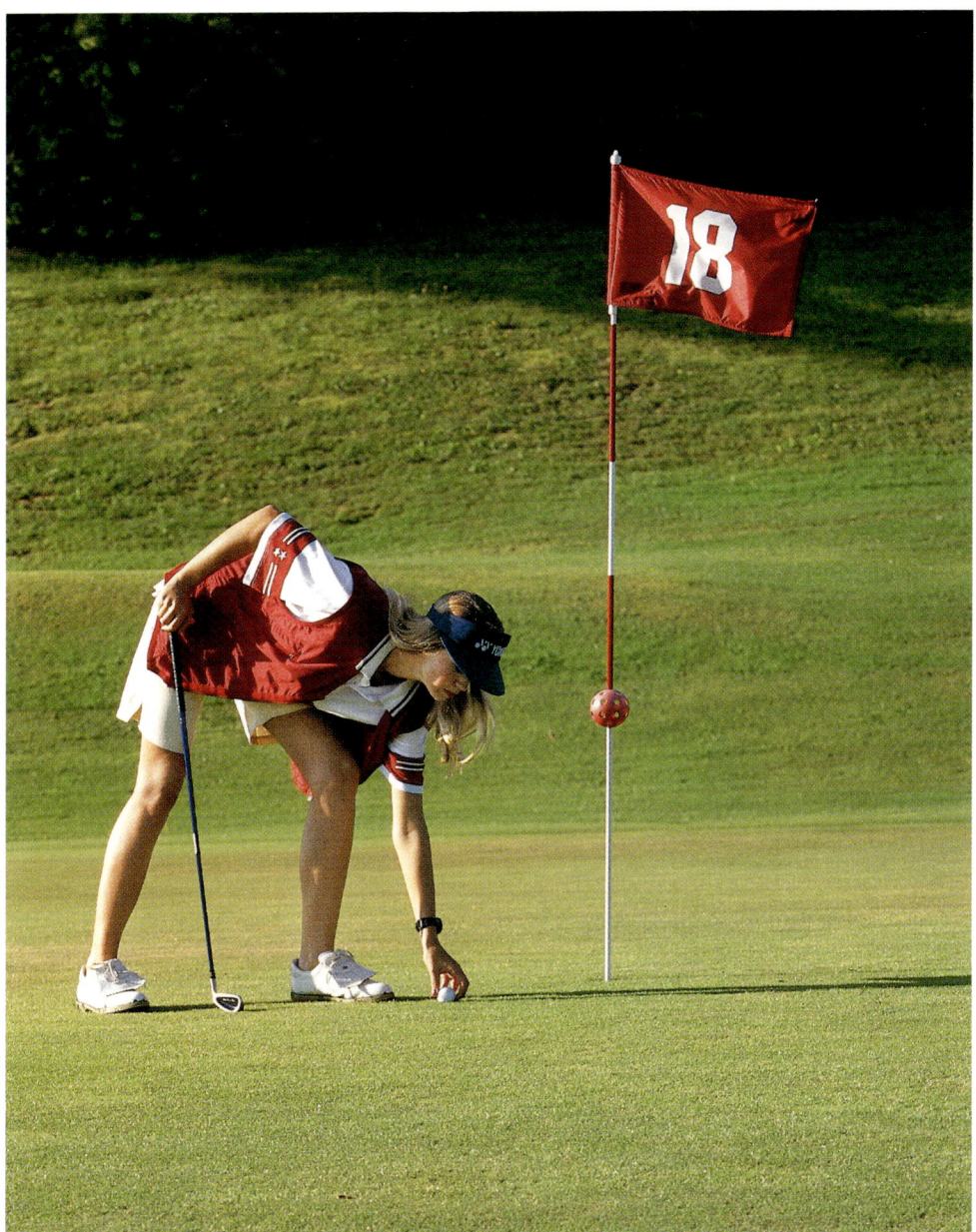

Golfen verspricht effektives Ausdauertraining und optimalen Streßabbau, und das auch noch an der frischen Luft.

Die sportliche Seite der Schwangerschaft

Golfen spricht auf alle Fälle für einen guten Platz in der Hitliste der Schwangerschaftssportarten. Pro 18-Loch-Spiel legt man immerhin etwa 8 Kilometer auf den Rasen, und das über Hügel und Tal und an der frischen Luft. Außerdem wirkt Golf streßabbauend und beruhigt den Geist.

Die Schattenseite dieser Sportart, die sich langsam, aber sicher zum Breitensport mausert, ist der Abschlag. Er beansprucht vor allem den ohnehin schon belasteten Lendenwirbelbereich einer Schwangeren und ist diesbezüglich ungefähr vergleichbar mit dem Aufschlag beim Tennis.

Wenn der Bauch schon größere Dimensionen angenommen hat, sollten Sie zumindest nicht mehr leistungsorientiert spielen und auf die golftypischen Dehnübungen verzichten. Dagegen darf das Laufpensum ruhig beim alten bleiben.

Basketball, Volleyball, Handball – ein Spielfeld für Schwangere?

Da bei Mannschaftsspielen meist sehr viele Personen auf dem Spielfeld stehen, die alle durcheinanderrennen, können Schwangere schnell mal unter die Räder kommen. Ein ordentlicher Zusammenstoß ist da keine Seltenheit. Die Verletzungsgefahr ist daher schwer auszuschließen.

Da Mannschaftssportarten meistens in Hallen stattfinden, kommt noch ein wei-

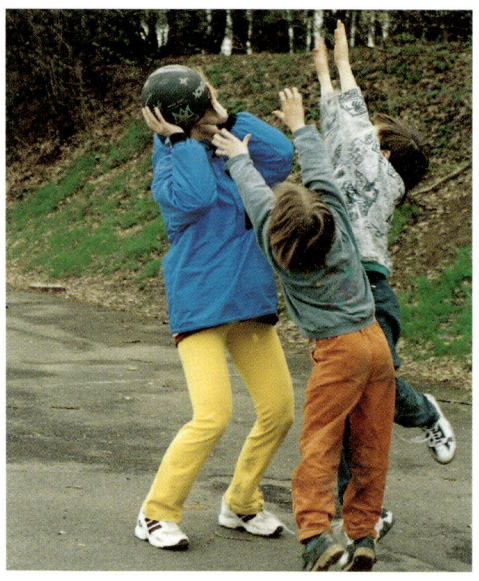

Die ganze Familie am Ball: eine hervorragende Mannschaft, solange alle Beteiligten auf die Schwangere Rücksicht nehmen.

terer negativer Punkt hinzu: Die Gelenke und Bänder sind stark beansprucht, wenn auf Hallenboden gespielt wird. Gegen ein nettes Volleyballspiel am Strand oder auf der Wiese ist eigentlich nichts einzuwenden. Wenn es nicht zu hart hergeht, kann es durchaus zum persönlichen Wohlbefinden beitragen. Dann sollte aber auf jeden Fall das Motto gelten: spielen, um zu spielen, nicht um zu gewinnen.

Ob am Strand oder im Verein, man sollte auf jeden Fall seinem Team Bescheid sagen, daß man ein Baby erwartet. Dann kann sich die ganze Crew darauf einstellen und bezüglich der Härte des Spiels einen Gang runterschalten. In einem Fall spielte eine Bundesliga-Handballerin bis in die 39. Schwangerschaftswoche aktiv weiter und bekam während eines Turnierspiels Wehen. Drei Stunden später gebar sie einen gesunden Jungen. Möglich ist vieles!

Reiten – schwanger im Sattel bleiben

Zugegeben: Hier fällt die Entscheidung nicht leicht. Soll man noch aufs Pferd steigen oder lieber nicht? Zu widersprüchlich sind die Informationen, die kursieren. Auch die Experten sind sich nicht einig, und die Gefahr, daß sich »alte Hüte« in der Beratung durchsetzen, ist groß. So etwa auch die Meinung, daß Reiten eine straffe Beckenbodenmuskulatur verursache und diese den Geburtsvorgang erschwere. Das stimmt so nicht.

Aus Untersuchungen geht hervor, daß Schwangerschaften und Geburten von Reiterinnen nicht problematischer verlaufen als die sportlich inaktiver Frauen.

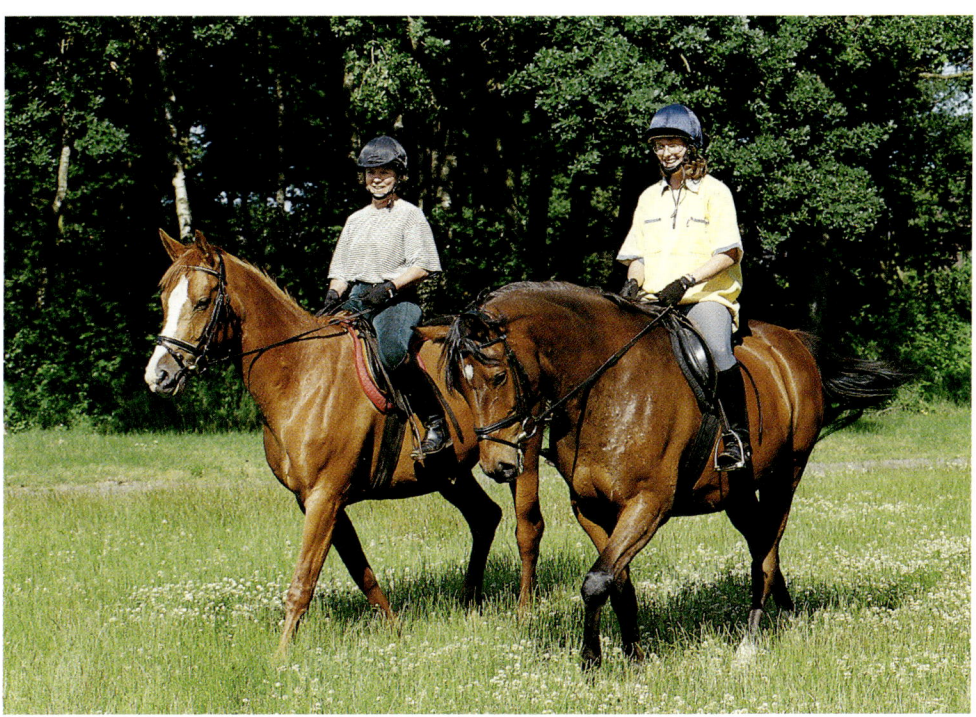

Ein Ausritt im Grünen (hier im 3. Monat) ist bis zum 6. Monat kein Problem, solange Sie im Schritt bleiben.

Die sportliche Seite der Schwangerschaft

Frauen, deren Lebenselixier das Reiten ist, können also beruhigt sein. Sie dürfen weiter reiten – vorausgesetzt, sie übertreiben es nicht und die Schwangerschaft verläuft normal, sollte kein Arzt etwas gegen einen Ritt an der frischen Luft haben. Aber eines muß natürlich beachtet werden: die Sturzgefahr.

Zum Beckenboden bleibt zu sagen, daß nur geübte Reiterinnen mit ausgefeilter Technik dem Druck auf den Beckenboden standhalten können. Reitversuche, die zur Kräftigung eines schwachen Beckenbodens gedacht sind, bewirken eher das Gegenteil.

Tauchen – »unter anderen Umständen« untertauchen?

Angesichts der steigenden Anzahl von Freizeittaucherinnen stellt sich die Frage, ob das Tauchen in der Schwangerschaft schädliche Folgen für Mutter und Kind hat oder nicht. Das ist nicht einfach zu beantworten, denn die Meinungen sind auch hier wieder kontrovers. Um wirklich sicherzugehen, muß die Antwort heißen: Keine Tauchgänge in der Schwangerschaft!

Denn die meisten statistischen Untersuchungen haben folgendes ergeben: Die Kinder von Frauen, die während ihrer Schwangerschaft getaucht sind, hatten bei der Geburt einen weit schlechteren Gesundheitszustand als Babys von nicht tauchenden Müttern. Diese Gefahr

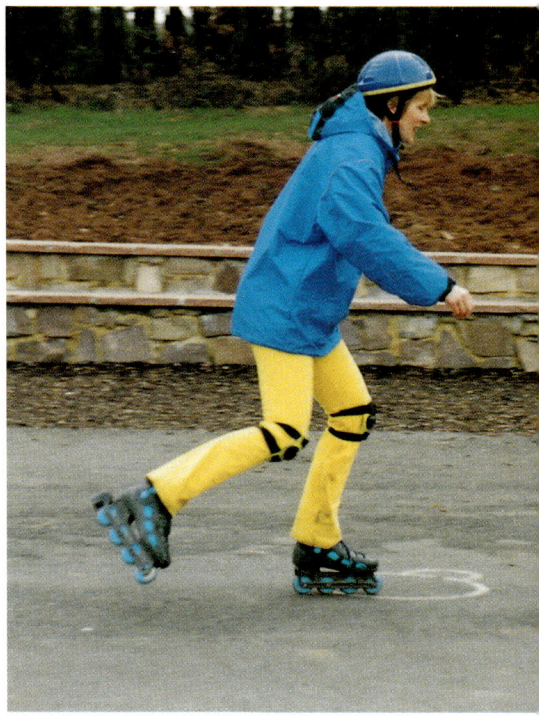

droht auch schon bei Tauchgängen bis ca. 10 Meter Tiefe – obwohl an anderen Stellen oft behauptet wird, daß Tauchgänge bis zu 10 Metern akzeptabel wären, auch für schwangere Taucherinnen. Wer Gewähr haben will, daß seinem Baby nicht passiert, sollte dem Rat der European Undersea Biomedical Society folgen. Dieses medizinische Forschungsinstitut, das sich intensiv mit dem Tauchsport beschäftigt, empfiehlt, während der Schwangerschaft auf das Tauchen zu verzichten.

Es lauert nämlich noch eine zusätzliche Gefahr: die des Tauchunfalls. Das zu ra-

Die Hitliste der Schwangerschaftssportarten

Frauen mit Kinderwunsch, die tauchen möchten, sollten sich unbedingt versichern, daß sie wirklich nicht schwanger sind. Und im Notfall schnorcheln – das geht immer.

Inline-Skating – voll im Trend!

Wenn Sie auch in der Schwangerschaft dieser Sportart die Treue halten wollen, sollten Sie auf alle Fälle einige Vorsichtsmaßnahmen ergreifen: Ohne Schutzausrüstung geht niemand bladen – schon gar nicht schwanger. Daß Sie nicht kopflos den steilsten Berg hinunterrasen, versteht sich von selbst. Skaten Sie lieber in der Ebene. Dort können Sie sche Auftauchen kann beim ungeborenen Kind eine Luftembolie (das Eintreten von Gasbläschen in das Kreislaufsystem) verursachen, die das Baby auf keinen Fall überleben würde. Der Fetus hat keine Möglichkeit, die entstandene Luft im Blut über seine Lungen auszuscheiden – die Folgen sind fatal.

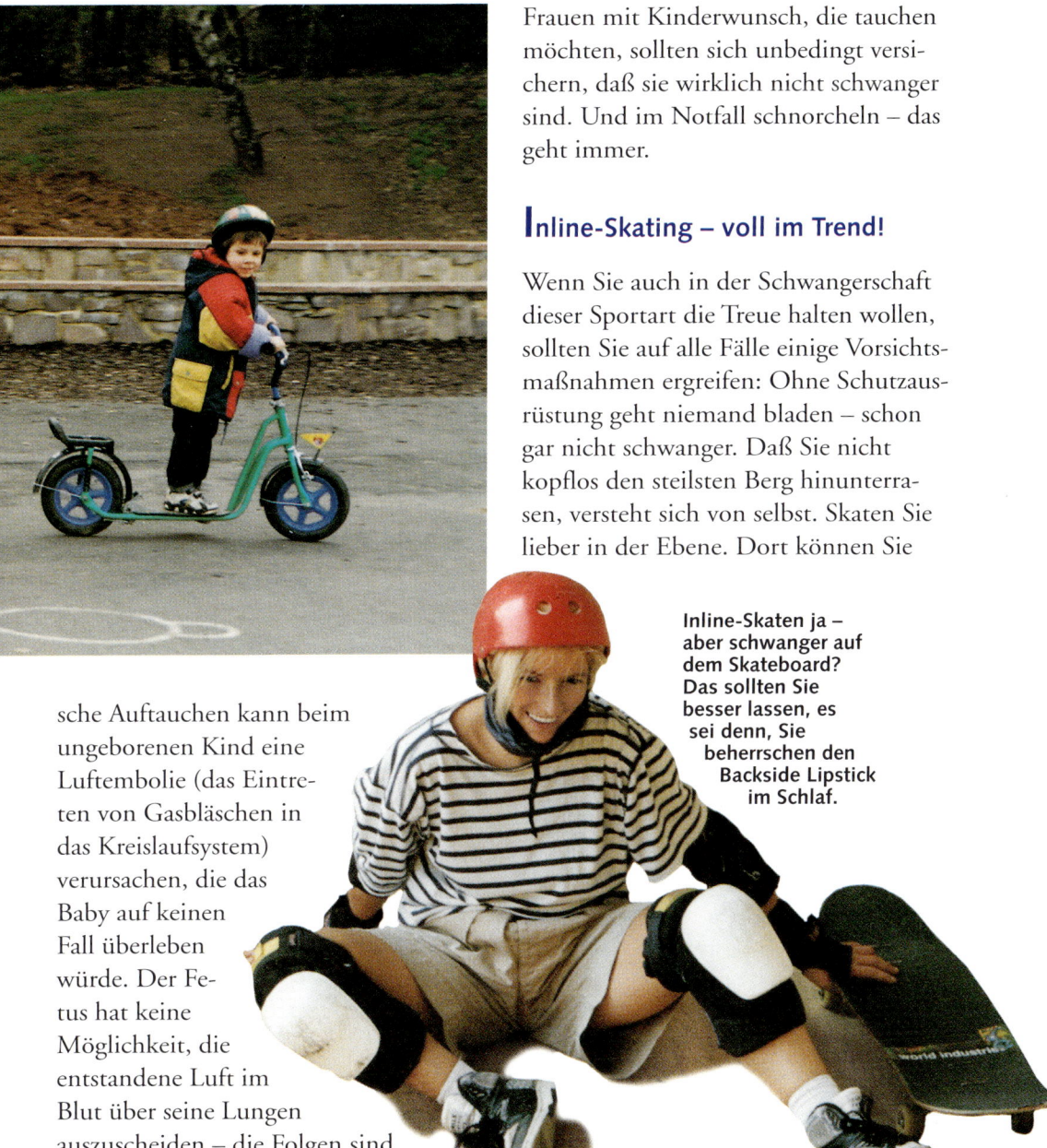

Inline-Skaten ja – aber schwanger auf dem Skateboard? Das sollten Sie besser lassen, es sei denn, Sie beherrschen den Backside Lipstick im Schlaf.

die Vorteile dieser Sportart voll ausnutzen. Sie rollen gemächlich dahin und müssen nicht, wie beim Joggen, Ihr gesamtes Körpergewicht von Schritt zu Schritt tragen. Und trotzdem befinden Sie sich an der frischen Luft.

Wer dann noch sein Können genau einschätzt und nicht an seine Leistungsgrenze geht, muß Stürze auf den Bauch nicht fürchten.

Sportarten, die auf der Abschußliste stehen

Kampfsportarten wie Karate oder Taekwondo und Abenteuersportarten wie Drachenfliegen und Fallschirmspringen sind während der Schwangerschaft ganz aus dem Programm herauszunehmen. Sie sind einfach zu gefährlich!

Yoga – im Lotussitz Abstand gewinnen

Go east: So lautet die Hauptrichtung auf dem Markt der körperlichen Entspannung. Durch die langsamen, weichen Bewegungen beim Yoga sollen Leib und Seele verschmelzen. Außerdem kommen Kreislauf, Stoffwechsel und Immunsystem in Schwung. Diese fernöstlichen Weisheiten können einer werdenden Mutter nur guttun. Allerdings sollten Sie Ihre Yogalehrerin über den Nachwuchs in spe informieren, da nicht alle Übungen für Schwangere geeignet sind.

In Geburtshäusern und ähnlichen Einrichtungen wird Yoga oft speziell für Schwangere angeboten. Solche als Schwangerenkurse ausgewiesenen Angebote können Sie auch belegen, wenn Sie vorher noch nie im Lotussitz gesessen sind. Yoga ist allerdings weniger als klassische Sportart, sondern eher als Entspannungsmethode zu betrachten.

Der Phasencheck

Schwanger ist nicht gleich schwanger! Wie in den »Grundlagen« schon beschrieben, wird die Schwangerschaft in drei Phasen eingeteilt, die alle ihre Eigenarten haben. In jedem Abschnitt ist die werdende Mutter unterschiedlich belastbar – physisch und psychisch.

Die Frage, ob Sport in der Schwangerschaft anzuraten ist oder nicht, ist also nicht so global zu beantworten. Man muß unbedingt die jeweilige Phase der Schwangerschaft berücksichtigen und die Sportart bzw. die Trainingsintensität dem jeweiligen Abschnitt anpassen. Die Phase ist entscheidend! Ein Überblick, worauf man diesbezüglich beim Sport achten muß, bietet die folgende Tabelle. Diese Empfehlungen gelten natürlich nur für eine normale, gesunde Schwangerschaft. Bei Problemen müssen Sie selbstverständlich einen Arzt um Rat fragen, der nicht nur medizinisch, sondern auch sportlich kompetent ist.

Die Hitliste der Schwangerschaftssportarten

Der Phasencheck			
Sportart	1. Schwangerschaftsdrittel	2. Schwangerschaftsdrittel	3. Schwangerschaftsdrittel
Joggen	☺☺☺	☺☺☺	☹
Walking	☺☺☺	☺☺☺	☺☺☺
Schwimmen	☺☺☺	☺☺☺	☺☺☺
Aquarobic	☺☺☺	☺☺☺	☺☺☺
Aerobic	☺	☺☺☺	☹
Radfahren	☺☺☺	☺☺☺	☺☺☺
Wandern	☺☺☺	☺☺☺	☺☺☺
Bergsteigen	☺	☺☺	☹
Skilanglauf	☺☺☺	☺☺☺	☺☺☺
Skilauf alpin	☹	☺	☹
Marathon	☹	☹	☹
Rückschlagspiele	☺	☺	☹
Surfen	☺	☺	☹
Segeln	☺	☺	☺
Krafttraining	☺	☺	☺
Golfen	☺	☺	☺
Mannschaftsspiele	☹	☺	☹
Reiten	☹	☺	☹
Tauchen	☹	☹	☹
Inline-Skating	☺	☺	☺
Kampfsportarten	☹	☹	☹
Yoga	☺☺☺	☺☺☺	☺☺☺
	zu empfehlen ☺☺☺	noch in Ordnung ☺	verzichten ☹

103

DIE SPORTLICHE SEITE DER SCHWANGERSCHAFT

Wie beeinflußt Sport die Geburt und die Zeit danach?

Die »sportliche« Geburt

Der Gedanke ist beruhigend: Es wird nicht mehr lange dauern, bis Sie wieder nach Herzenslust hüpfen, springen und laufen können. Denn der Höhepunkt der Schwangerschaft naht: die Geburt, von jeder Schwangeren irgendwann sehnlichst, aber auch mit großem Respekt herbeigesehnt. Da stellt sich bald die Frage: Was kann ich tun, um die Geburt so problemlos wie möglich zu erleben? Kann mir da Sport in der Schwangerschaft helfen?

Diese Frage zu beantworten scheint auch für Wissenschaftler nicht einfach zu sein. Es gibt nur ganz wenige methodisch korrekte Untersuchungen, die zur Klärung herangezogen werden können. Das liegt einfach daran, daß es aus ethischen Gründen nur schwer möglich ist, bestimmte Untersuchungen wissenschaftlich durchzuführen. So ist es beispielsweise schlichtweg unmöglich, schwangere Frauen dahingehend zu untersuchen, wie sich Tauchgänge in sehr großen Tiefen auf das Ungeborene auswirken.

Die Mehrzahl der Untersuchungen stimmen darin überein, daß es keinen Einfluß von Sport auf die Art der Entbindung (Normalgeburt oder Kaiserschnitt) und auf die Geburtsdauer gibt. Einigkeit herrscht ebenso in den Aussagen zur Bewältigung der Schmerzempfindung bei der Geburt. Frauen, die während der Schwangerschaft körperlich aktiv waren, äußern bei der Entbindung weniger Schmerz (Schmerzempfindungen sind allerdings immer subjektiv!) und benötigen auch weniger Schmerzmittel, um die Geburt so gut wie möglich zu überstehen.

In einer Untersuchung von CLAPP und DICKSTEIN (1984) wurden Frauen untersucht, die während der Schwangerschaft intensiven Ausdauersport betrieben. Dort wurde bewiesen, daß Läuferinnen weniger zunehmen und kleinere Kinder gebären. Dadurch kann eine Geburt komplikationsloser verlaufen. Das »kann« erscheint uns hier allerdings sehr wichtig. Denn die Absicht, mit Sport ein niedrigeres Gewicht des Neugeborenen zu erreichen, ist falsch, genauso wie

Wie beeinflusst Sport die Geburt und die Zeit danach?

Rauchen und Hungern aus gleichem Grund falsch ist. So gefährden Sie Ihr Baby nur. Eine andere Untersuchung konnte hingegen keine Beeinflussung feststellen. Die Ergebnisse dieser Studien stimmen also nicht überein und haben wenig Aussagekraft.

Aus unseren eigenen Recherchen bei Gynäkologen ergab sich folgendes: Die Geburten bei sportlichen Frauen verlaufen oft viel leichter als bei untrainierten. Eine Geburt kann eigentlich als eine Art von Ausdauerleistung angesehen werden, die sehr viel Kraft kostet. Und trainierte Frauen besitzen natürlich mehr Kraft und Ausdauer als untrainierte.

Das bestätigte uns auch die Praxis. Sportliche Mütter erzählten uns aus eigenen Erfahrungen ähnliches; in den meisten Fällen vertraten diese Frauen die Meinung, der Sport hätte ihnen bei der Geburt sehr genützt. Sie konnten die Anstrengungen der Geburt rein kraftmäßig viel besser durchstehen, und auch nach der Geburt sei der »Übergang« ins normale Leben leichter gewesen. Außerdem konnten sie durch ihr ausgeprägteres Körpergefühl besser mit der Anspannung und Entspannung der Muskeln während der Geburt umgehen.

Worauf muß man bei einem Dammschnitt achten?

Bei einer normalen Geburt wird häufig ein Dammschnitt vorgenommen, um den Austritt des Kindes aus dem Mutterleib zu erleichtern. Dieser Dammschnitt kann bei sportlicher Aktivität Beschwerden verursachen. Normalerweise ist er nach ca. 2–3 Wochen abgeheilt. Trotzdem: Achtung bei Schmerzen! Denn die geben immer einen Hinweis darauf, daß die Heilung noch nicht abgeschlossen ist. Erst wenn Sie schmerzfrei sind, können Sie sich wieder körperlich belasten.

Bei einem Kaiserschnitt werden die Beschwerden anders und länger andauernd sein als nach einer vaginalen Geburt. Sie sollten sich daher etwas mehr Zeit lassen, um den Prozeß der Genesung nicht zu gefährden.

Ganz allgemein kann man sagen: Horchen Sie in Ihren Körper hinein, denn er wird Ihnen helfen, zu entscheiden, ab wann Sie wieder mit dem Sport beginnen können. Fragen Sie außerdem Ihren Arzt – und nicht den Apotheker.

Start mit der Wochenbettgymnastik

Aus dem Bedürfnis heraus, schnell wieder mit der Frau identisch zu sein, die sie vor neun Monaten war, wollen die meisten Sportlerinnen möglichst rasch mit dem Training beginnen.

Der Schwerpunkt der Wochenbettgymnastik liegt in der Rückbildung der Gebärmutter und der Stärkung des Beckenbodens. Gleich in den ersten

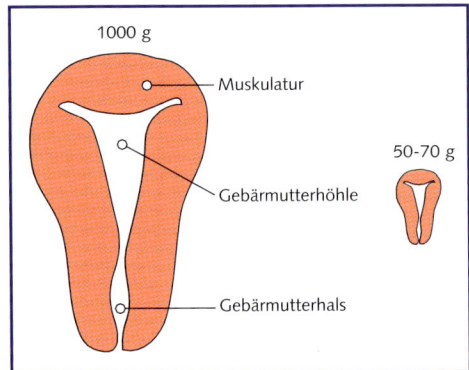

Innerhalb von sechs Wochen nach der Geburt verringern sich Umfang und Gewicht der Gebärmutter enorm.

Tagen nach der Geburt kann durch gezielte Übungen die natürliche Verkleinerung unterstützt werden und die Gebärmutter wieder ihre ursprüngliche Lage einnehmen.
Danach folgen die Übungen für die Beckenbodenmuskulatur – doch Vorsicht bei der Belastung! Bei Überlastung können Sie sich schwerwiegende Probleme wie z. B. Harninkontinenz einhandeln, gegen die die Gymnastik ja eigentlich vorbeugen soll.
4–6 Wochen nach der Geburt kann das Trainingsprogramm langsam intensiviert werden. Der Beckenboden muß dabei als erstes wieder gestärkt werden. Dann können alle Muskelgruppen, die in der Schwangerschaft besonders belastet wurden, durch aktives Muskeltraining – vor allem auch im Bereich des Rückens – rehabilitiert werden. Dabei ist darauf zu achten, daß das Muskelungleichgewicht im Lendenbereich, hervorgerufen durch die Schwerpunktverschiebung in der Schwangerschaft, durch gezielte Kombinationen von Bauch- und Rückenübungen ausgeglichen wird.
Apropos Bauchmuskeltraining – auch hier ist Vorsicht geboten. In den ersten 4–6 Wochen nach der Geburt sollte besser ganz darauf verzichtet werden, da diese Übungen noch schädlich für den Beckenboden sind. Danach vor allem die schrägen Bauchmuskeln trainieren.
Denn bei den meisten Wöchnerinnen ist während der Schwangerschaft die sogenannte Rektusdiastase aufgetreten. Das bedeutet, daß die von oben nach unten verlaufenden geraden Bauchmuskeln »auseinandergeschoben« werden. Dadurch bekommt das Baby die Möglichkeit, sich weiter auszubreiten, denn es wird von Tag zu Tag größer und braucht dementsprechend immer mehr Platz. Durch die Kräftigung der schrägen Bauchmuskeln kann dieser Spalt wieder geschlossen werden. Werden aber zu früh die geraden Bauchmuskeln eingesetzt, erreicht man genau das Gegenteil: Die Muskeln schieben sich noch weiter auseinander. Wenn sich der Spalt nach ca. 2–3 Monaten zusammengezogen hat, können auch die geraden Bauchmuskeln wieder trainiert werden. Ein Tip für den Alltag: Beim Hinsetzen oder Aufstehen immer über die Seite gehen, um die gerade Bauchmuskulatur zu entlasten!

Wie beeinflusst Sport die Geburt und die Zeit danach?

Außerdem werden natürlich Übungen zur intensiven Kreislaufanregung empfohlen, die besonders der Vorbeugung von Thrombosen dienen. Werfen Sie einen Blick in unsere »Hitliste der Schwangerschaftssportarten«: Alle aeroben Sportarten, die Sie dort finden, eignen sich natürlich auch für die Zeit nach der Geburt.

Gezieltes Aufbautraining

Verständlicherweise können Sie es jetzt kaum noch erwarten, bis es wieder richtig losgehen kann. Unter »richtig losgehen« versteht eine trainierte Sportlerin natürlich nicht die oben beschriebene Wochenbettgymnastik, die selbstverständlich notwendig und sinnvoll ist. Nein, sie meint ihre persönliche Sportart, die sie über alles schätzt und die sie vor der Schwangerschaft mit Lust und Leidenschaft ausgeübt hat.
Ein recht sicheres Signal für den schrittweisen Start ins sportliche Vergnügen ist das Wiedereinsetzen der regelmäßigen Monatsblutung. Vom Gynäkologen sind dann aber zusätzlich noch ein paar Fragen zu klären: Sind die inneren Genitalien auf ihre ursprüngliche Form und Größe zurückgegangen? Wie sieht's mit dem Eisenwert im Blut aus? Diese Werte liegen bei einer sporttreibenden Frau ohnehin oft zu niedrig. Sind eventuell entstandene Stoffwechselstörungen und der Blutdruck wieder in Ordnung?

Wenn der Arzt seinen Segen dazu gibt, können sie dem frischgebackenen Papa sein Wunderkind in den Arm legen – und auf geht's zum Sport.

Sport und Stillen – kann es da Probleme geben?

Keine Sorge! Nach vielfältigen Untersuchungen ist bewiesen, daß Sport keinen negativen Einfluß auf das Stillen hat. Es gibt keinen Unterschied zwischen sportlich aktiven und nicht aktiven stillenden Müttern, was den Gehalt an Kohlenhydraten, Lipiden und Proteinen der Muttermilch angeht.
Bemerkenswert ist jedoch die Tatsache, daß Sportlerinnen zu einer größeren Menge an Muttermilch tendieren. Die Fachwelt hat dazu leider keine Erklärung.
Die Befürchtung einiger Sportlerinnen, vor allem aus dem Leistungssport, daß das Stillen die Leistungsfähigkeit der Mutter vermindert, ist demnach völlig unbegründet.

Gute und schlechte Beispiele

Zum Schluß noch ein wenig Anschauungsunterricht – einige Beispiele, wie man sein Training nach der Geburt gestalten kann, aber auch wie man es besser nicht machen soll.
Nach der Geburt ihrer Tochter trainierte eine Sportlehrerin aus Eigeninitiative

in großem Umfang ihre geraden Bauchmuskeln, um sich schnell wieder für ihren Beruf fit zu machen und auch um diesen »schrecklich dicken Bauch« so schnell wie möglich wieder loszuwerden. Durch die Übungen entstand eine übermäßig breite Rektusdiastase (mehr als fünf Finger breit!). Nur durch die Kräftigung der schrägen Bauchmuskeln, zunächst lediglich durch isometrische, d. h. gehaltene Übungen, wurde die Rektusspalte wieder kleiner.

Eine Leichtathletik-Hochleistungssportlerin fing nach der Entbindung sehr früh an zu joggen, um ihre Kondition schnell wieder zu verbessern. Sie nahm davor nicht an der Wochenbettgymnastik teil. Kurze Zeit später klagte sie über Harninkontinenz. Diese Beschwerden hätten vermieden werden können, hätte sich die Sportlerin mit gezielten Beckenbodenübungen auf ihr Lauftraining vorbereitet. Es wäre auch besser gewesen, mit dem Joggen insgesamt etwas später zu beginnen.

Eine Marathonläuferin joggte bis zum 4. Schwangerschaftsmonat eine Dreiviertelstunde, danach bis sechs Wochen vor der Geburt eine halbe Stunde täglich ohne Anstrengung. Außerdem schwamm sie 2–3mal wöchentlich. Die Schwangerschaft und auch die Geburt verliefen völlig problemlos. Gleich am Tag nach der Geburt begann die Mutter mit intensiver Wochenbettgymnastik, vor allem mit häufigem, aber kontrolliertem Beckenbodentraining (4–5mal täglich). Sie startete vier Wochen nach der Entbindung ein halbstündiges Lauftraining, die erste Woche aber nur bergauf, um den Beckenboden nicht zu sehr zu belasten. Danach steigerte sie das Lauftraining und konnte schon drei Monate nach der Geburt ihre persönliche Bestzeit bei einem Halbmarathon laufen. Nach einem halben Jahr nahm sie ihr übliches Langstreckentraining wieder auf. In ihrem 2. Schwangerschaftsmonat wurde ihr zwar angeboten, an einem Wettkampf teilzunehmen, das lehnte sie jedoch ab, weil sie durch das harte Training ihre Schwangerschaft nicht gefährden wollte.

Beim letzten Beispiel kann man nur sagen: Klasse gemacht! So können Sport und Schwangerschaft wunderbar kombiniert werden, ohne Mutter und Kind zu gefährden.

Risikofaktoren und Kontraindikationen

Verletzungen und andere Gefahren

Natürlich gibt es einige Sportarten, die ein erhöhtes Verletzungsrisiko in sich bergen. In der Schwangerschaft ist es dann besonders gefährlich, solche Sportarten mit ins Programm aufzunehmen. Gewichtszunahme, Stabilitätsveränderungen und die Verlagerung des Schwerpunkts sind Umstände, die ungewohnt für die sporttreibende Schwangere sind. Dadurch kann es viel schneller zu Verletzungen kommen als im nichtschwangeren Zustand.
Vor allem für die Mutter ist die Verletzungsgefahr groß. Das Kind ist durch das knöcherne Becken und das Fruchtwasser gut geschützt. Gefahr droht ihm erst am Ende der Schwangerschaft, wenn eine vorzeitige Plazentalösung durch schwere körperliche Erschütterung (wie etwa bei einem Unfall) einen akuten Notfall darstellt.
Umfangreiche Befragungen haben gezeigt, daß bei aktiven Sportlerinnen keine Häufung von Verletzungen im schwangeren Zustand auftritt – eine beruhigende Tatsache.

Das Risiko einer Frühgeburt

Viele Schwangere fürchten vorzeitige Wehen. Rein theoretisch besteht das Risiko verfrühter Kontraktionen. Ursache hierfür sind Streßhormone sowie die mechanischen Reize auf die Gebärmuttermuskulatur und den unteren Bereich der Gebärmutter, den Halsbereich, der den mechanischen Verschluß darstellt. Sportliche Betätigung löst aber nur bei einer bereits sensibilisierten Gebärmutter eine vorzeitige Wehentätigkeit aus.
Es gibt Studien zur Frühgeburtlichkeit, die beweisen, daß im Gegenteil der Sport positive Einflüsse hat. Vielleicht, weil sporttreibende Schwangere einen niedrigeren Spiegel des Wehenhormons Oxytozin im Blut haben. So ist die Gebärmutter nicht sensibilisiert. Die verfrühte Ausschüttung des Wehenhormons in der Schwangerschaft kann ein Resultat von psychischer Belastung, Streß, Unwohlsein oder Krankheit sein. Sportlerinnen haben seltener mit diesen Problemen zu kämpfen.

Die sportliche Seite der Schwangerschaft

Der Stoffwechsel des Ungeborenen

Bei sportlicher Tätigkeit kommt es allgemein immer zu einer Steigerung der Herzleistung, genauer gesagt zu einem gesteigerten Herzminutenvolumen. Für eine Schwangere stellt sich hier die Frage, ob neben der stärkeren Hautdurchblutung und dem vergrößerten Bedarf an Blut für die arbeitende Muskulatur noch genug für das Baby übrigbleibt. Zur Befürchtung, daß die Sauerstoff- und Nährstoffversorgung des Kindes zu sehr gedrosselt werden könnte, gibt es leider ausschließlich tierexperimentelle Befunde. Sie besagen, daß mit zunehmender Belastung die Durchblutung des Uterus zwar abnimmt, die Versorgung aber trotzdem gewährleistet ist. Inwieweit diese Ergebnisse auf den menschlichen Organismus übertragbar sind, muß noch geklärt werden.

Eines der Hauptprobleme bei der wissenschaftlichen Diskussion über die Risiken bei Sport in der Schwangerschaft scheint immer noch die erhöhte Körpertemperatur zu sein. 30 Grad im Schatten, 42 Kilometer zu laufen und dann auch noch schwanger – kann das gutgehen ohne Probleme für Mutter und Kind?

Muskelarbeit erzeugt bekanntlich Wärme, die, wenn sie nicht abgeleitet wird, zu einem beträchtlichen Temperaturanstieg führen kann. In Einzelfällen, beispielsweise beim Marathon, können Temperaturanstiege bis auf 41 Grad beobachtet werden. Da der Embryo nicht die Möglichkeit besitzt, selbst Wärme abzuführen, kann es zu einer Überhitzungssituation kommen. Eine Störung der kindlichen Stoffwechselvorgänge ist dann wahrscheinlich.

Zum anderen wird die ausreichende Blutversorgung während extremer sportlicher Übungen angezweifelt. Im Normalfall gewährleistet der weibliche Organismus dem Heranwachsenden jederzeit eine ausreichende Versorgung. Es entstehen Unwohlsein und Übelkeit, wenn sie nicht mehr gegeben ist. In Sonderfällen kann dieser Reflex verändert sein, was aber im voraus nicht erkennbar ist. Eine Gefahr besteht, doch sollte sie durch entsprechendes Verhalten und Sensibilität für die körpereigenen Signale so weit reduziert werden, daß sie nicht größer als die übliche Alltagsgefahr ist.

> Noch einmal: Schwangere Sportlerinnen müssen auf jeden Fall darauf achten, daß die Belastung nicht zu intensiv und zu ausgedehnt wird!

Gegenanzeigen

Auf die Risiken sind Sie nun hingewiesen worden. Nun zu den Kontraindikationen: Wann soll Sport ganz aus dem Programm gestrichen werden?

RISIKOFAKTOREN UND KONTRAINDIKATIONEN

Beschränken Sie Ihr sportliches Engagement auf Spazierengehen, wenn Sie eine der folgenden Fragen mit »Ja« beantworten müssen:
- Hatten Sie vorher schon eine oder mehrere Fehlgeburten?
- Wünschten Sie sich schon länger vergebens ein Baby?
- Leiden Sie unter einer chronischen oder akuten Erkrankung des Herzens oder der Lunge?
- Sind Sie akut an einer Infektion erkrankt?
- Leiden Sie unter schwangerschaftsbedingtem Bluthochdruck?
- Hatten Sie vorzeitige Wehen während früherer Schwangerschaften oder jetzt?
- Hatten Sie während früherer Schwangerschaften einen vorzeitigen Blasensprung?
- Haben Sie knöcherne Grunderkrankungen oder in der Schwangerschaft neu aufgetretene Skeletterkrankungen?

Mußten Sie eine oder sogar mehrere Fragen bejahen, sollten Sie Ihre überschüssige Energie lieber nicht in ein Sportprogramm stecken. Suchen Sie sich für die Zeit der Schwangerschaft etwas anders aus, das Ihnen Spaß macht – Sport wäre jetzt nicht das richtige für Sie und Ihr Baby.
Sie müssen zwar Ihren Tennisschläger nicht sofort auf den Dachboden verbannen, aber Sie sollten unbedingt mit einem Arzt über Ihren Trainingsplan sprechen, wenn
- Sie vaginale Blutungen haben,
- sich Ihr Baby im Bauch weniger bewegt,
- Sie unter Atemnot leiden,
- Sie Schmerzen im Rücken oder in Gelenken haben,
- Ihnen öfter schwindlig und übel wird,
- Sie an einer Schilddrüsenerkrankung leiden,
- Sie extremes Unter- bzw. Übergewicht haben,
- Sie an einer Bluterkrankung leiden.

Aus dieser Aufzählung wird klar, daß der betreuende Arzt sehr sorgfältig mit seiner Patientin über Trainingsinhalte und -intensitäten sprechen sollte. Nutzen und Schaden müssen äußerst gewissenhaft gegeneinander abgewogen werden, um der werdenden Mutter die optimalen Voraussetzungen für eine sportliche Schwangerschaft zugeben. Falls der Arzt der Schwangeren jedoch aufgrund der körperlichen Untersuchungen von Mutter und Kind den Rat gibt, das Sportprogramm für kurze oder auch längere Zeit an den Nagel zu hängen, sollte sie, sei sie auch noch so sportbegeistert, zum Wohle des Kindes diese Empfehlung auf alle Fälle ernst nehmen.

Die sportliche Seite der Schwangerschaft

Heißer Tip für coole Schwangere: Sauna

Wer regelmäßig in die Sauna geht, bringt sein Immunsystem in Schwung und stärkt Herz und Kreislauf. Schlackenstoffe werden besser entsorgt, und Milchsäure, die bei sportlicher Betätigung in der Muskulatur entsteht, wird schneller abgebaut.

Können Schwangere, die gern saunen, dies auch während ihrer Schwangerschaft bedenkenlos tun? Natürlich – aber gemäßigt.

Die Befürchtung, die hohen Temperaturen könnten dem Baby schaden, werden Jahr für Jahr im »Großexperiment Finnland« widerlegt. Diese finnischen Erfahrungen belegen eindeutig, daß von gesunden und saunagewohnten Schwangeren die Hitze komplikationslos vertragen und auch das Kind im Bauch nicht gefährdet wird. Die Körperkerntemperatur der Mutter steigt bei einem normalen Saunagang mit ca. 80 Grad Celsius nur um 1 Grad an, und das interessiert das Baby so gut wie gar nicht. Wenn eine Schwangere jedoch den Wunsch äußert, mit dem Saunen in der Schwangerschaft zu beginnen, sollte man da schon vorsichtiger sein. Da sie

Schwitzen in der Schwangerschaft

So wird's gemacht:

- Duschen ist die erste Saunapflicht.

- In der Kürze liegt die Würze – machen Sie während Ihrer Schwangerschaft besser einen Saunagang weniger als gewohnt, und reduzieren Sie die Länge der »Sitzungen«, um sich nicht zu sehr anzustrengen.

- Meiden Sie das Tauchbecken. In der Schwangerschaft eignet sich zum Abkühlen die frische Luft besser als das eiskalte Wasser.

- Ein warmes Fußbad nach dem Saunagang kann sehr wohltuend für die während der Schwangerschaft stark belasteten Beine und Füße sein.

- Ruhe sanft: Gönnen Sie sich zwischen den Saunagängen jeweils mindestens 15–20 Minuten Erholung auf der Liege. Das tut nicht nur Ihnen, sondern auch Ihrem Kind gut.

Heisser Tip für coole Schwangere: Sauna

nicht einschätzen kann, wie sie in der »Heißkiste« reagiert, sollte sie damit besser bis nach der Geburt warten. Meiden Sie die Sauna auf jeden Fall, wenn Sie sich nicht wohl fühlen oder in Ihrer Schwangerschaft sonstige Probleme auftauchen.

Solarium – lieber verzichten

Sicherlich kann man sich unter dem Solarium sehr gut entspannen und erholen. Für Schwangere bietet sich jedoch diese Form der Erholung weniger an. Die zahlreichen Schwangeren, die wir zu diesem Thema befragten, berichteten übereinstimmend, daß sich ihr Baby im Bauch nicht sehr wohl dabei gefühlt hat. »Das Baby hat ständig gegen die Bauchdecke getreten. Das war für mich ein Zeichen, während meiner Schwangerschaft lieber nicht unter das Solarium zu gehen.« Solche oder ähnliche Anworten bekamen wir immer wieder zu hören.

Es ist also wirklich besser, diesen Genuß auf die Zeit nach der Schwangerschaft zu verschieben. Wer überhaupt nicht darauf verzichten möchte, sollte aber auf jeden Fall den Bauch zum Schutz mit einem Handtuch abdecken.

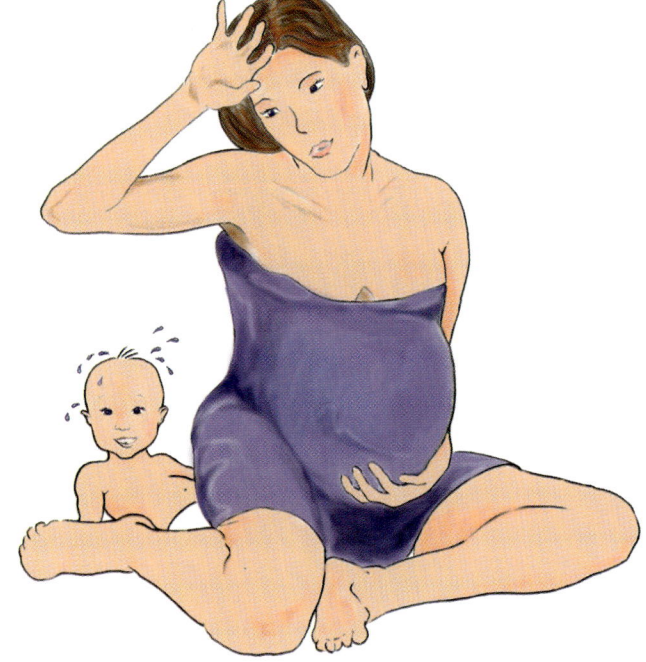

Wer auch sonst gern in die Sauna geht, braucht wegen einer Schwangerschaft nicht darauf zu verzichtenn.

DIE SPORTLICHE SEITE DER SCHWANGERSCHAFT

Auch mit Nachwuchs zum Olympiasieg

Leistungssport und Kinderkriegen, das schien lange Zeit ein Widerspruch in sich. Allerdings haben in den letzten Jahren immer mehr Top-Athletinnen bewiesen, daß sie auch mit Bauch Medaillen holen können. Heike Drechsler, Olympiasiegerin, ehemalige Weltmeisterin und Weltrekordlerin im Weitsprung, stand acht Monate nach der Geburt ihres Sohnes Toni wieder auf dem Siegertreppchen. Die Olympiasiegerin sowie ehemalige Weltmeisterin und Weltrekordlerin im Hochsprung Heike Henkel trainierte bis zur Mitte des 9. Monats. Anja Fichtel-Mauritz, die zweifache Olympiasiegerin im Florettfechten, war im 5. Monat schwanger, als sie ihren Titel als beste deutsche Fechterin erfolgreich verteidigte. Diese Frauen standen jedoch immer unter intensiver ärztlicher Betreuung.

Eine bestehende Schwangerschaft scheint umgekehrt sogar zu Höchstleistungen anzuspornen. So waren bei der Olympiade 1956 zehn von 26 sowjetischen Medaillengewinnerinnen schwanger. Die untenstehende Tabelle listet derartige herausragenden Ergebnisse auf.

Sportliche Spitzenleistungen in der Schwangerschaft

Disziplin	Wettkampf	Phase der Schwangerschaft	Ergebnis
Tauchen	Olympiade	4. Monat	Bronze
Tauchen	nationaler Wettkampf	7. Monat	Sieg
Rudern	nationaler Wettkampf	4. Monat	Sieg
Skifahren	Olympiade	4. Monat	Teilnahme
Diskus	europäischer Wettkampf	5. Monat	Sieg
Diskus	Olympiade	nicht bekannt	Teilnahme
Kugelstoßen	Olympiade	nicht bekannt	Teilnahme

Astrid Kumbernuß – Weltmeisterin und schwanger

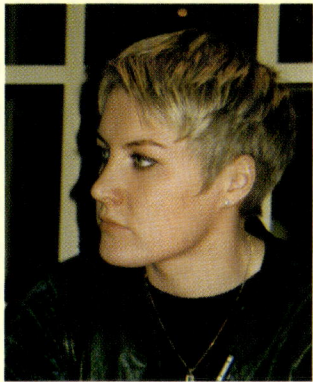

Astrid Kumbernuß, Jahrgang 1970, ist amtierende Weltmeisterin in einer Sportart, die in den Medien als Mauerblümchendisziplin betrachtet wird: Kugelstoßen. Ähnlich wie in den zwanziger Jahren, als das Turnen als unweiblich galt, haben Randdisziplinen wie Kugelstoßen noch heute mit solchen Vorurteilen zu kämpfen. Dennoch ist Astrid Kumbernuß die bestverdienende Kugelstoßerin der Leichtathletik-Geschichte, die mit ihrer Körpergröße von 1,86 Meter hervorragende Voraussetzungen für ihre Spezialdisziplin mitbringt. Die Weltbeste mit der Vier-Kilo-Kugel wird seit 1985 von ihrem Partner Dieter Kollark trainiert. Der Höhepunkt ihrer Karriere war 1995 der Weltmeistertitel in Göteborg mit der imposanten Siegerweite von 21,22 Meter.

Zum Zeitpunkt des Gesprächs ist sie in der 22. Woche schwanger. Nach der Geburt ihres Kindes will sie weiter ihren Titel verteidigen.

■ *Was haben Sie gedacht, als Sie von Ihrer Schwangerschaft erfahren haben?*
Wenn man das dann sieht auf dem Ultraschall und die Gynäkologin sagt: »Ja, Sie sind schwanger«, dann fährt der Kopf erst mal Achterbahn. Als ich das Testergebnis hatte, war in meinem Hirn das totale Chaos. Die Vorstellung, schwanger zu werden, ist etwas anderes, als schwanger zu sein. Ich dachte dann schon: »Himmel, wie soll das alles werden?« Ich hatte ja eine gewisse Planung. Ich wollte schwanger werden, ein Jahr pausieren, und dann sollte es weitergehen mit dem Leistungssport.

■ *Wie sieht denn Ihre genaue Lebensplanung aus?*
1994 oder 1995 haben wir uns schon gesagt, 1998 wäre eigentlich ein gutes Jahr, um schwanger zu werden. Als Leistungssportlerin muß ich das alles ein bißchen planen. Ich kann ja nicht genau vor den Olympischen Spielen schwanger werden. Aber dieses Jahr ist

nur eine Europameisterschaft, kein Grand Prix und sehr wenig Saisonhöhepunkte. Danach kommen wieder drei harte Jahre mit Olympia und Grand Prix. Und ich wollte auch nicht warten, bis ich 32 bin. Ich möchte doch noch ein zweites Kind haben.

■ *Haben Sie das Training stark reduziert?*
Ja, allerdings bin ich da schon ziemlich unsicher. Ich habe zwei Mediziner, die mich betreuen. Die Ärztin rät mir von intensivem Training ab, der Arzt, ein ehemaliger DDR-Leistungssportmediziner, sagt, daß ich ruhig trainieren könne. Im Moment trainiere ich am Ergometer, arbeite mit Gummibändern und mache viel Gymnastik. Ich fühle mich schon fit und würde auch gern joggen, aber ich habe doch Angst, das Kind zu riskieren. Ich bin da richtig in einem Zwiespalt. Ich möchte mir natürlich nicht irgendwann einmal Vorwürfe machen müssen, nur weil ich weiter Standstöße trainiert habe.

■ *Wie geht es Ihnen mit der Trainingsumstellung?*
Das intensive Training fehlt mir sehr. Aber die Ärzte bremsen mich total aus. Wenn man immer nur zwischen Training und Wettkampf hin und her gependelt ist, und plötzlich wird man stillgelegt, das ist echt schrecklich. Mein Puls ist total niedrig, er rutscht richtig in den Keller, und ich puste wie eine alte Omi, wenn ich Treppen steige. Eine Leistungsportlerin steht ja auch in gewissem Sinne kritisch in der Öffentlichkeit, und wenn ich mein Kind verlieren würde, dann würden alle sagen, na ja, der Leistungsport. Egal, ob das der Grund war oder nicht.

■ *Haben Sie klar entschieden, daß Sie weitermachen wollen?*
Ja, natürlich. Aber nur, wenn es mir und meinem Kind gutgeht. Aber ich möchte wahnsinnig gern weitermachen. Ich liebe den Sport und verdiene damit mein Geld. Das ist mein Job. Schließlich muß ich dann auch für mein Kind sorgen. Ich bin ja auch noch jung genug, um wieder an meine Leistungen anzuknüpfen.

■ *Haben Sie denn Sorge, daß Sie nicht mehr an Ihre gewohnten Top-Leistungen anknüpfen können?*
Ja, Sorge habe ich immer. Jedesmal wenn die Saison anfängt, denke ich, das kann ich nie mehr schaffen. Da vertraue ich ganz auf meinen Mann und Trainer, der motiviert mich dann, bis ich wieder auf dem Treppchen stehe. Aber ich habe mit Kind natürlich auch eine ganz andere Motivation.

Früher habe ich die Leistungen nur für mich und für meine Partner gebracht. Jetzt denke ich auch an das Kind.

■ *Leistungssport und Kind. Haben Sie keine Bedenken, wie das gehen soll?*
Wir denken beide, das es schwer wird. Vorstellen kann man sich das ja vorher nicht richtig. Natürlich brauchen wir jemanden, der sich um das Kind kümmert. Wir möchten beide nicht, daß es beim Training immer mit rumkugelt. Das würde ihm nicht gerecht. Zum Beispiel bei den Olympischen Spielen in Sydney, da kann das Kind nicht mit: Das sind sechs Wochen, die sehr hart sind und in denen ich mich total auf den Wettkampf konzentrieren muß. Da bin ich permanent im Streß. Wenn ich Olympiasiegerin werden will, dann darf da einfach nichts mehr schieflaufen. Aber da wäre das Kind schon über zweieinviertel Jahre alt, und es müßte gehen, daß es solange bei der Oma bleibt. Ich sehe das jetzt bei Baumanns (Dieter Baumann, Olympiasieger im Laufen). Die nehmen immer zwei getrennte Hotelzimmer, damit Dieter Baumann in Ruhe schlafen kann vor dem Lauf. So wird das bei uns dann auch werden. Da muß mein Partner ein Zimmer mit dem Kind nehmen.

■ *Was haben die Sponsoren gesagt?*
Das hat mir vorher ziemliches Kopfzerbrechen bereitet. Ich habe das Gespräch mit den Sponsoren gesucht, bevor die Öffentlichkeit von meiner Schwangerschaft erfahren hat. Vor den Terminen hatte ich richtig Bauchschmerzen. Zuerst habe ich natürlich mit Nike gesprochen, wo ich seit 1990 unter Vertrag bin. Aber die haben ganz positiv reagiert. Ich habe weiterhin einen Drei-Jahres-Vertrag. Allerdings hätten sie mich auch nicht wirklich fallenlassen können. Wenn das in die Medien kommt, daß Nike seine Sportlerinnen fallenläßt, weil sie schwanger sind, dann kaufen Deutschlands Frauen sicher keine Nike-Klamotten mehr. Die regionalen Sponsoren sind mir gleich um den Hals gefallen. Die sehen mich ja in erster Linie als Privatperson Astrid Kumbernuß. Das ist gut zu wissen. Es hätte ja auch sein können, daß sie sagen: »Du nützt uns nichts, wenn du Mutti spielst.«

■ *Haben Sie Ihre Ernährung umgestellt?*
Ja, das kann man wohl sagen. Ich trinke fast keinen Kaffee mehr und gar keinen Alkohol. Ich hatte nur plötzlich so viel Appetit. Ich habe weiter gegessen, als ob ich Hochleistungssport machen würde, und sehr

viel zugenommen. Mein Arzt riet mir dann zum Gegensteuern. Das sei das genetische Programm, daß sich die Fettspeicher auffüllen möchten, weil das für unsere Vorfahren einmal wichtig war, solche Fettspeicher anzulegen, erklärte er mir. Aber ich als Hochleistungssportlerin möchte natürlich nach der Entbindung bald wieder trainieren und mich nicht erst einmal mit Diäten herumschlagen. Wir haben dann einen Ernährungsplan gemacht, und ich wiege mich jeden Morgen. Ich kontrolliere jetzt sehr gezielt mein Gewicht. Das ist natürlich nicht einfach, und ich muß mich schon sehr zügeln. Wenn ich viel trainiere, habe ich fast keinen Hunger, dann muß ich das Essen richtig reinzwingen. Aber wenn ich Ruhe habe, so wie jetzt, dann könnte ich ständig essen.

■ *Wen konnten Sie fragen, was eine Leistungssportlerin beachten muß?*
Es gibt keine Werferin der letzten Jahre, die ein Kind bekommen hat und dann weitergemacht hat. Okay, ich kann Heike Henkel und Heike Drechsler fragen: »Wann habt ihr wieder angefangen zu trainieren? Wie ging es euch danach? Wie habt ihr trainiert? Wie stark habt ihr euer Gewicht kontrolliert?« Aber die sind beide Springerinnen. Das ist eine ganz andere Art von Training. Die müssen ja nicht soviel Krafttraining machen wie ich. Im Grunde kann ich niemanden fragen. Ich fühle mich da wie ein Versuchskaninchen.

■ *Was ist für Sie persönlich der größte berufliche Erfolg?*
Die Weltmeisterschaft 1995. Ich war zwar schon Favoritin, aber ich habe da so überlegen gewonnen und wurde dann richtig gefeiert. Wenn ich mir ein Video von irgendeinem Höhepunkt anschauen wollte, würde ich immer Göteborg 1995 auswählen. Die Olympischen Spiele in Altanta waren nicht sehr schön. Da stand alles unter dem Schatten der Bombendrohung, und man hetzte immer von Dopingkontrolle zu Journalisteninterviews und so weiter.

■ *Wie kommt man auf die Idee, Kugelstoßerin zu werden?*
Ich habe nicht schon mit zehn Jahren davon geträumt – das sind natürlich auch Zufälle. Ich hatte Talent, und Kugelstoßen war für mich eine Möglichkeit, beweisen zu können, daß ich gut bin. Ich bin ein gewissenhafter Mensch. Wenn ich etwas mache, dann richtig, und nur deshalb bin ich jetzt Weltmeisterin.

Katrin Krabbe:
Abschied vom Hochleistungssport

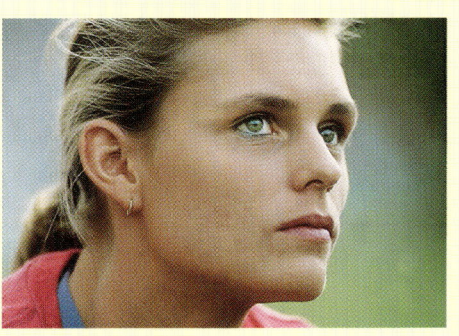

Katrin Zimmermann, geb. Krabbe, Jahrgang 1969, aus Neubrandenburg wurde in den Jahren 1990/91 zur Symbolfigur des Zusammenwachsens von Ost- und Westdeutschland. Sie wurde in beiden Jahren zur Sportlerin des Jahres gewählt und 1991 zusätzlich zur Weltsportlerin. Sie beendete ihre Karriere 1992 vorzeitig wegen eines nie nachgewiesenen Doping-Vorwurfs und konzentrierte sich auf ihre Familie. Ihr Sohn Bruno ist jetzt drei Jahre alt, das nächste Kind ist unterwegs.

Ich habe zehn Jahre Hochleistungsport gemacht und durch die Sperre dann ganz abrupt aufhören müssen. Da hatte ich wenig Lust weiterzutrainieren, das kann man sich ja vorstellen. Da war der Kanal einfach voll, um es mal salopp zu formulieren.
Außerdem hatte ich eine Fehlgeburt, und aus einer Schutzreaktion heraus habe ich dann erst mal gar nichts gemacht. Im Mai 1995 kam mein Sohn zur Welt. Jetzt ist Bruno drei Jahre alt und vormittags immer in einem Kindergarten. Nachmittags hole ich ihn ab, und wir sind draußen im Freien oder auf dem Spielplatz. Da bin ich abends auch einfach groggy. Ich habe kein Bedürfnis, noch durch den Wald zu joggen.
Manchmal gehe ich mit einer Freundin zum Inline-Skaten oder Tennisspielen, aber für mich ist so was dann kein richtiger Sport. Das mache ich nur so aus Spaß.

Die sportliche Seite der Schwangerschaft

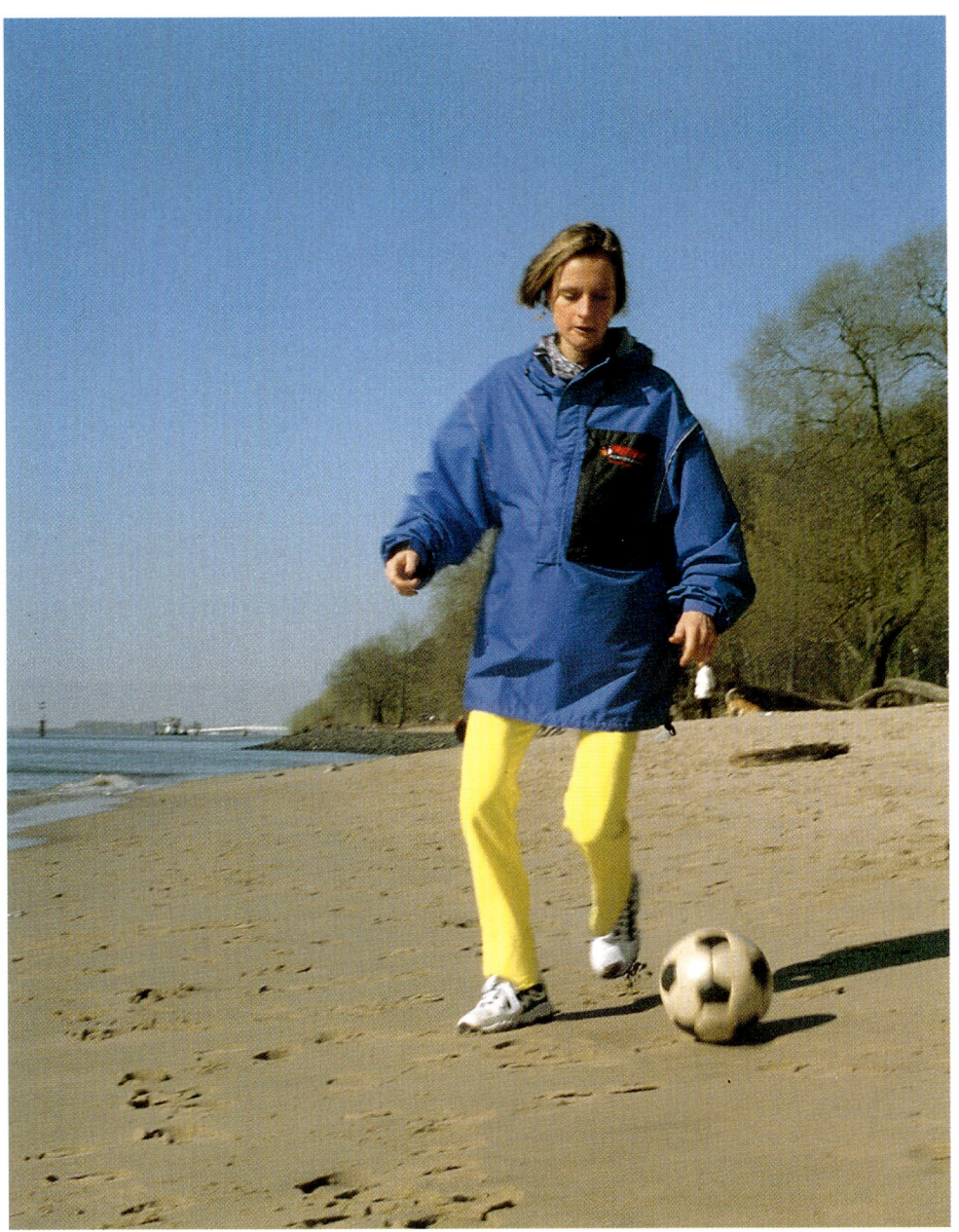

In diesem Wind- und Regenschutz findet auch ein dickerer Bauch noch Platz.

Praktische Tips für den Alltag

Sportkleidung für Schwangere

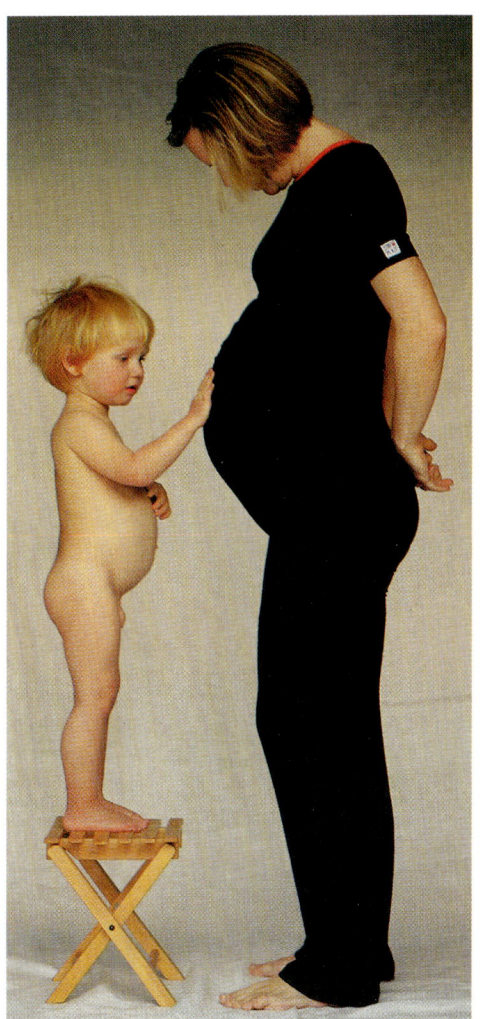

Sportkleidung für Frauen, die funktional ist und richtig paßt, ist nicht leicht zu finden. Wenn Sie dann auch noch einen Bauch haben oder ein Kleinkind im Schlepptau mit sich führen, wird es ganz kompliziert. Sportkleidung wird normalerweise für Männer gemacht. Einige Läden haben es sich allerdings zur Aufgabe gemacht, Produkte aufzuspüren, die besonders oder ausschließlich für Frauen gedacht sind. Deshalb haben wir auch Bezugsquellen angegeben, um Ihnen eine fast aussichtslose Suche zu ersparen.

Die »Mama Büx« ist genau auf die Bedürfnisse einer schwangeren Sportlerin zugeschnitten.

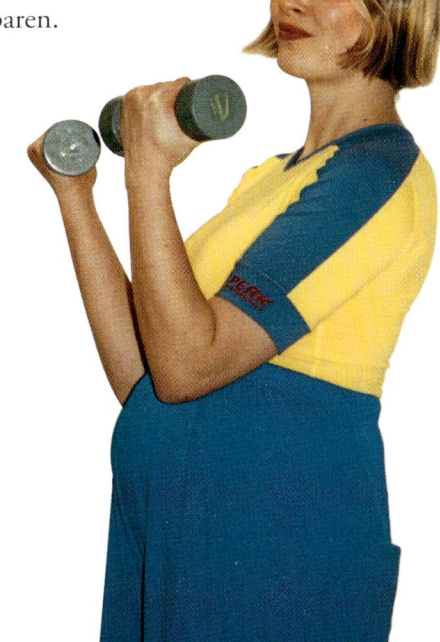

Die sportliche Seite der Schwangerschaft

Die »Mama Büx« ist eine extra hoch geschnittene Hose mit unterstützendem Miedereinsatz für Bauch und Rücken. Die elastischen Fasern passen sich dem Wachstum des Babys an und stützen das Bindegewebe. Außerdem gibt es noch die »Mama Jazz Büx« und die »Mama Jogg« mit ausgestellten Beinen für schwangere Läuferinnen (Warm Sports/Sportsfrau, Abbildungen S. 121).
Für alle Outdoor-Aktivitäten wie Joggen, Walken, Radfahren, Bergsteigen oder Segeln brauchen Sie einen ordentlichen Windschutz. Er sollte leicht sein und Sprühregen ebenso abhalten wie Wind. Auch eine kleine Tasche für Schlüssel und Taschentücher sollte vorhanden sein. Genug Platz für den wachsenden Bauch bietet beispielsweise der auf S.120 abgebildete Stowaway (Peak Performance).

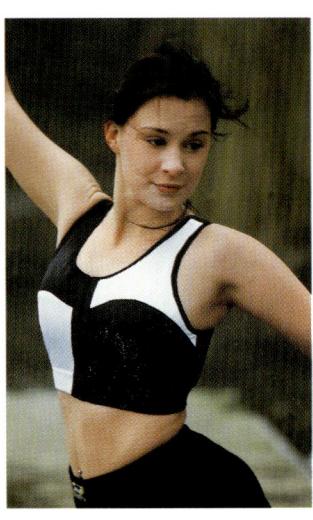

Sport-BHs gibt es auch speziell für Schwangere.

Für Schwangere, die nicht im Blümchenbadeanzug mit Überwurf ins Wasser möchten, gibt es einen sportlich-schlichten Badeanzug mit hochgeschnittenem Rücken und extra verstärktem Bauchteil. Um den »Einstieg« zu erleichtern, wurde in das Rückenteil ein Reißverschluß eingearbeitet (Warm Sports, Abbildung unten links).
Auch die Suche nach einem Sport-BH für den während Schwangerschaft und Stillzeit vergrößerten Busen hat ein Ende. Der Enell-BH empfiehlt sich für alle Frauen, die Körbchengröße C oder größer tragen. Er bietet besonders Läuferinnen und Reiterinnen sehr festen Halt und entlastet gleichzeitig den Rücken. Auch für alle anderen Größen und für Sonderwünsche bei Sport-BHs sind sie hier an der richtigen Adresse, (Sportsfrau, Abbildung oben).

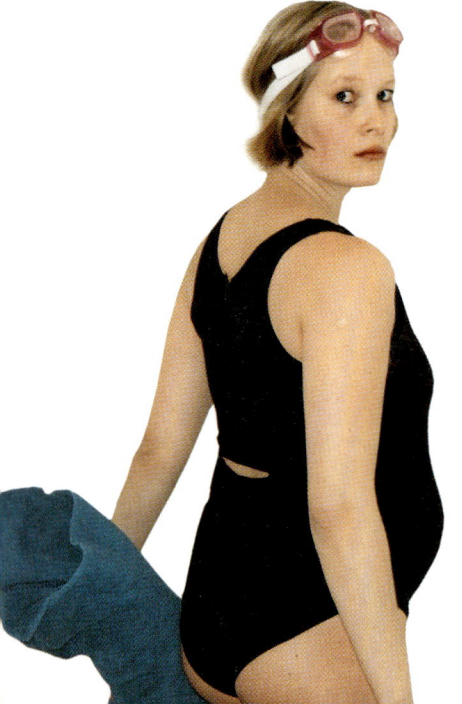

Beim Badeanzug ist eine Verstärkung im Bauchbereich empfehlenswert, die der Schwangeren mehr Stabilität gibt.

PRAKTISCHE TIPS FÜR DEN ALLTAG

Sportschuhe

Gute Damenlaufschuhe müssen berücksichtigen, daß Frauen schmalere Füße als Männer haben, die aber vorn oft breiter werden. Wegen des zusätzlichen Gewichts und des gelockerten Bandapparats einer Schwangeren sollten die Schuhe eine zusätzliche Dämpfung im Vorderfußbereich haben, wie sie z. B. die Damenausführung des Grid Dual von Saucony aufweist (Sportsfrau, Abbildung unten).

Gute Aerobic-Schuhe haben eine Dämpfung im Vorderfuß, geben trotzdem optimalen Halt und haben eine griffige Sohle, die das Ausrutschen verhindert – schwangere Frauen müssen berücksichtigen, daß sich ihr Körperschwerpunkt verlagert hat. Das kann zu Problemen mit dem Gleichgewicht führen. Empfehlenswert ist z. B. der Air Viable Mind von Nike (Abbildung ganz unten).

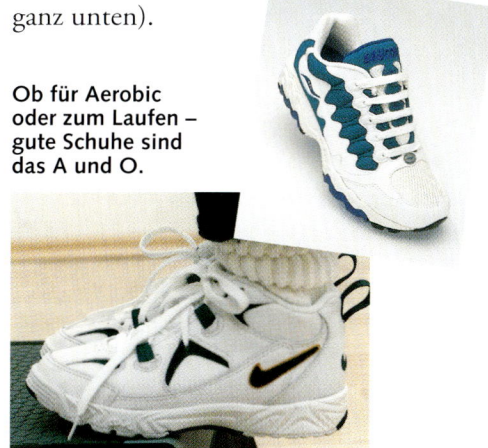

Ob für Aerobic oder zum Laufen – gute Schuhe sind das A und O.

Trainingshilfe Herzfrequenzmeßgerät

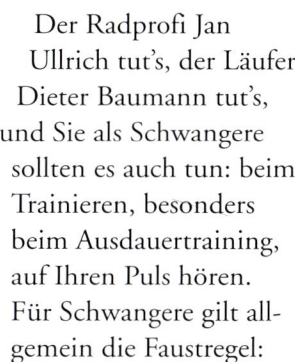

Ein kleiner Helfer mit großem Nutzen für das Training ist das Herzfrequenzmeßgerät.

Der Radprofi Jan Ullrich tut's, der Läufer Dieter Baumann tut's, und Sie als Schwangere sollten es auch tun: beim Trainieren, besonders beim Ausdauertraining, auf Ihren Puls hören. Für Schwangere gilt allgemein die Faustregel: Trainingspuls zwischen 120 und 130 Schlägen pro Minute. Meistens wird der Puls allerdings viel niedriger eingeschätzt, als er tatsächlich ist. Da täuscht oftmals das eigene Körpergefühl. Um sich nicht zu überlasten, ist der Einsatz eines Pulsmeßgeräts gerade in der Schwangerschft ratsam. Wenn Sie sich auf diese Weise von Zeit zu Zeit kontrollieren, bekommen Sie auch ein realistischeres Gefühl für Ihren Puls.

Natürlich können Sie Ihren Puls auch mit dem Zeigefinger ertasten, am besten am Hals oder am Handgelenk. Das Problem ist aber, daß sich das Herz schon kurz nach der Belastung so weit erholt, daß der Puls nicht mehr die wahre Belastungsfrequenz des Herzens anzeigt. Ein weiterer Vorteil des Meßgeräts: Sie können auch während des Trainings eine ständige Pulskontrolle durchführen – ein Blick auf die Uhr genügt.

Die sportliche Seite der Schwangerschaft

Mobil mit Baby

Für Walking- oder Jogging-Fans mit Nachwuchs hält der Handel den Baby-Jogger bereit, der 1984 von einem joggenden Vater in Malibu entwickelt wurde. Baby-Jogger mit Aluminium-

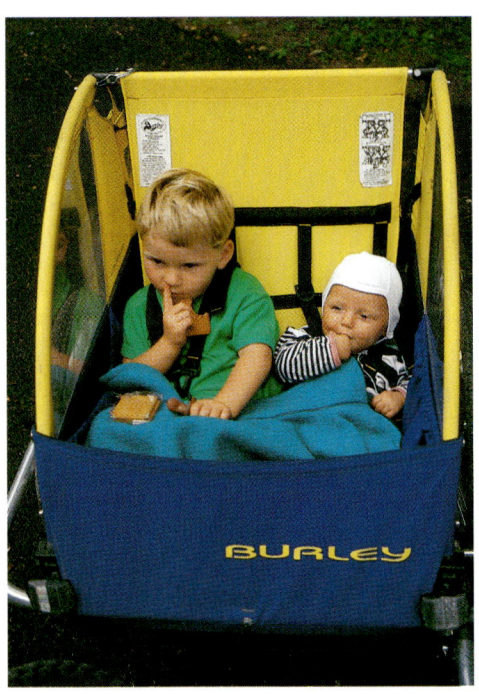

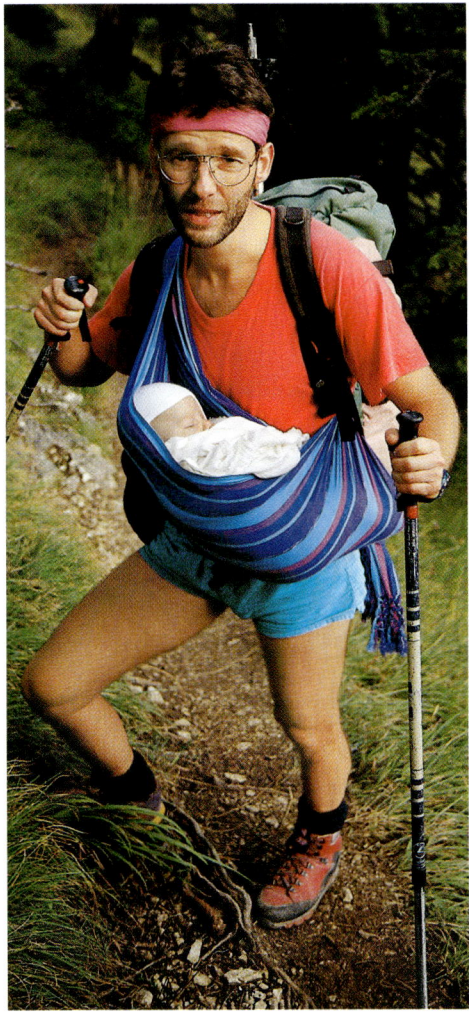

Ob im Tragetuch oder im Radanhänger – der Nachwuchs ist immer dabei.

rädern, als Fahrradanhänger (Baby-Jogger Bike) oder für Zwillinge (Twinner) sind ebenfalls zu haben. Dazu gibt es von der Baby-Jogger Company passendes Zubehör wie z. B. Regen- und Sonnendächer (Sportsfrau). Fahrradanhänger und Tragen für Kinder (als Tragetücher oder Rückenkraxen) werden mittlerweile von zahlreichen Firmen in großer Auswahl angeboten.

▷ So macht Joggen auch den Kleinen Spaß, und Mama kommt zu ihrem Sport.

Praktische Tips für den Alltag

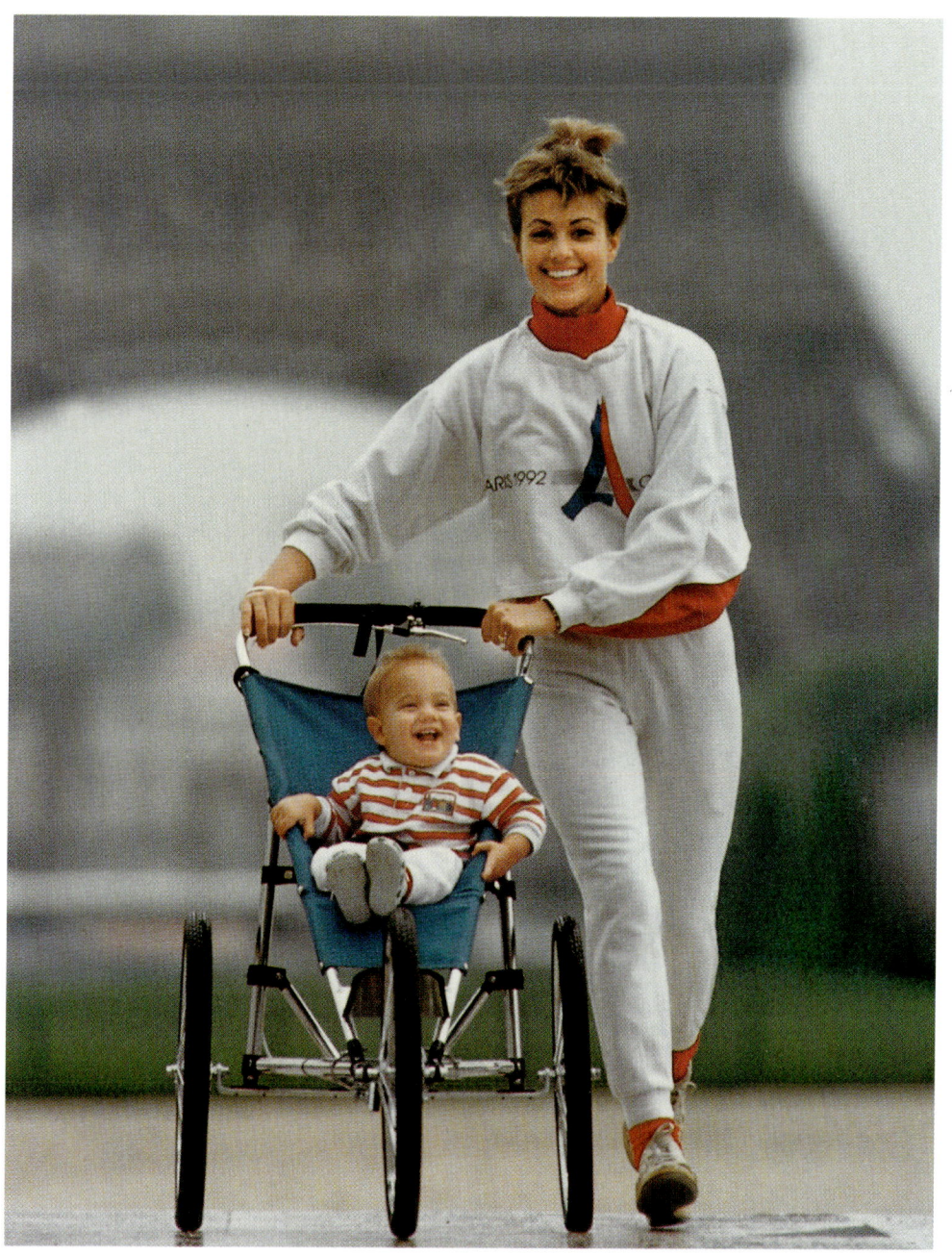

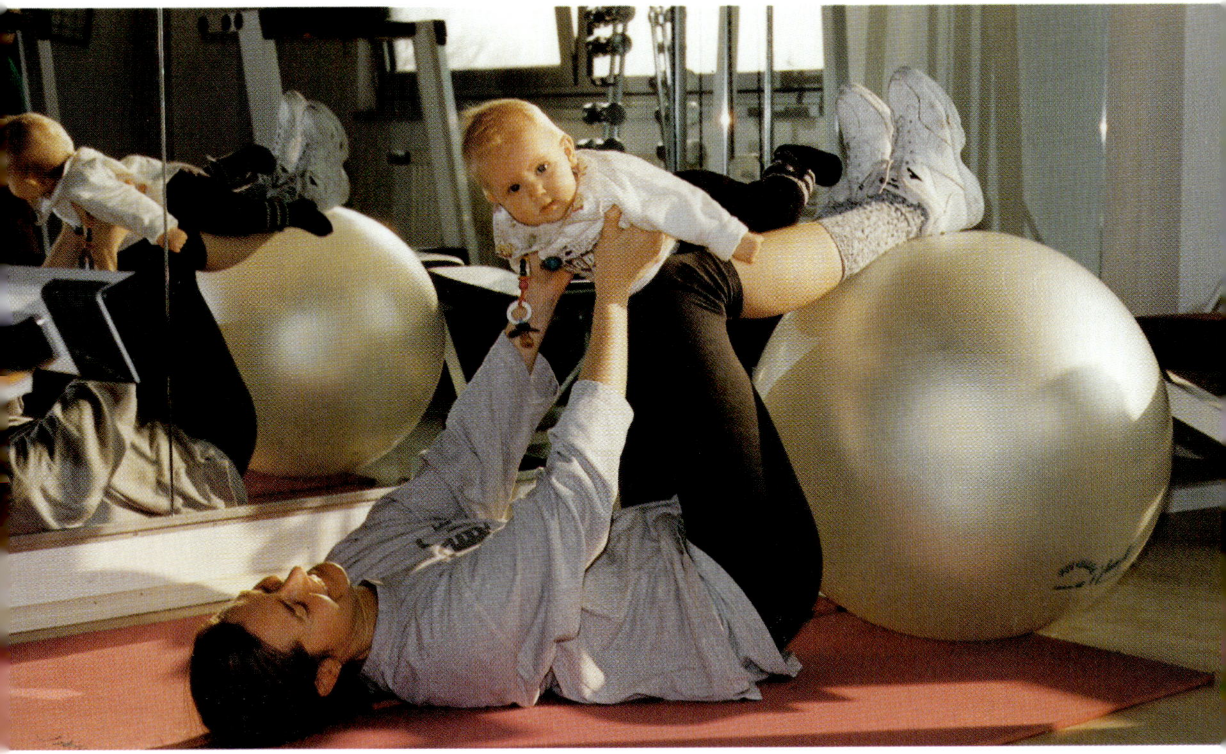

Die sportliche Seite der Schwangerschaft

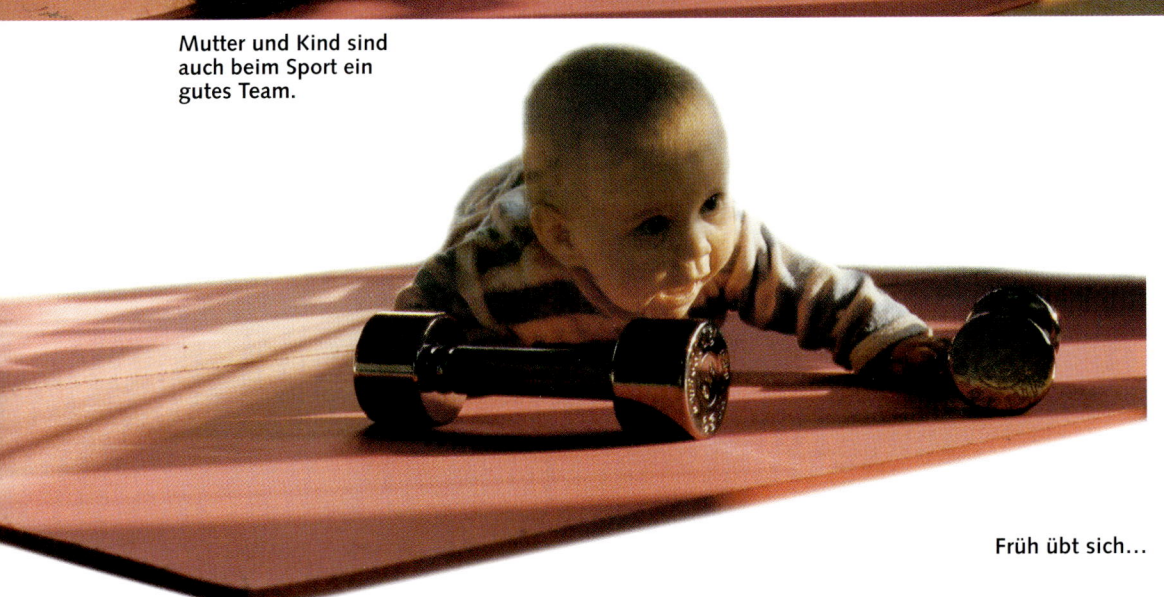

Mutter und Kind sind auch beim Sport ein gutes Team.

Früh übt sich…

PRAKTISCHE TIPS FÜR DEN ALLTAG

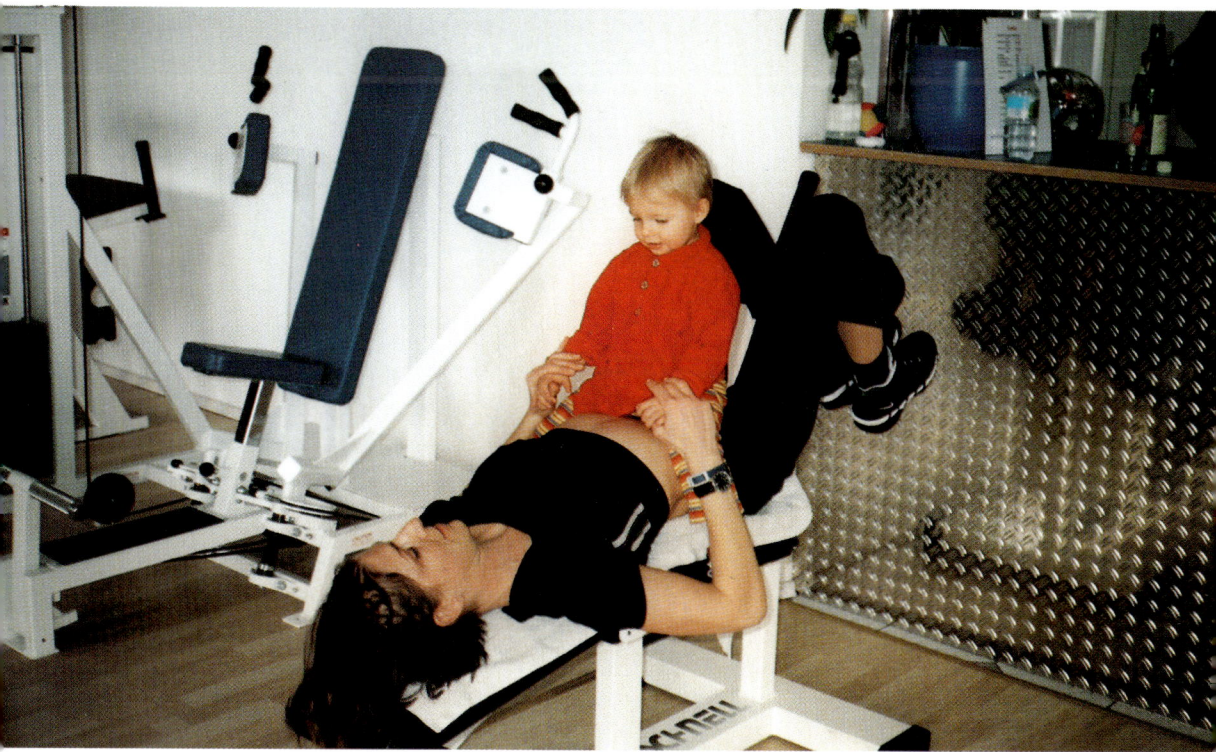

In vielen Fitneßcentern werden Kinder betreut oder dürfen mitturnen.

Wohin mit dem Nachwuchs?

Ist das Baby erst mal da, muß der Sport besser organisiert werden. Viele Frauen verzichten nur deshalb auf das Training, weil sie nicht wissen, wo sie ihren Nachwuchs lassen können. Doch seit einigen Jahren läßt sich vieles ganz unkompliziert organisieren. Sportvereine und Fitneßcenter haben erkannt, daß der Bedarf an Sportangeboten mit Kinderbetreuung ständig steigt.

Fitneßcenter, die sich ausschließlich an Frauen richten, gibt es mittlerweile in jeder Stadt. Die Kinderbetreuung ist im Preis inbegriffen. Oft wird dort auch Rückbildungsgymnastik angeboten. In vielen gemischten Fitneßcentern und in größeren Sportvereinen gibt es Kurse mit Kinderbetreuung oder Eltern-Kind-Turnen.
Außerdem bieten immer mehr öffentliche Schwimmbäder sogenannte Baby-Schwimmkurse an.

Die sportliche Seite der Schwangerschaft

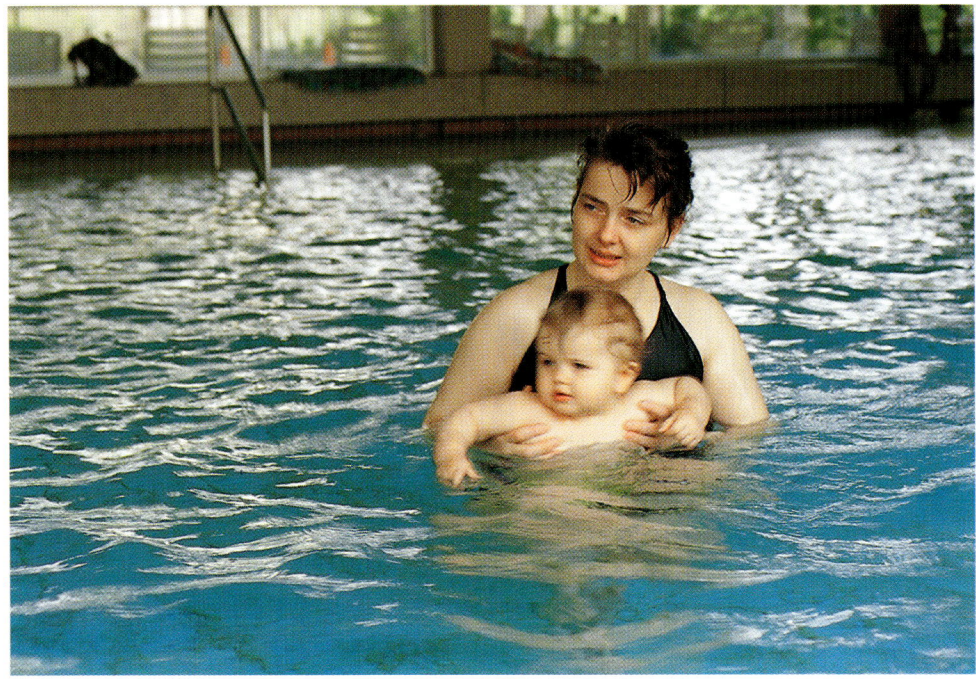

Ein Baby-Schwimmkurs bringt Mutter und Kind gleichermaßen Spaß im Naß.

Lassen Sie die Väter ran

Allerdings sind es dann doch meistens die Mütter, die mit dem krähenden Nachwuchs zu Hause bleiben, während die Väter weiterhin jeden Samstag zum Fußball eilen. Seit sich die Studentinnen der 68er Generation den Büstenhalter als politisches Signal vom Busen gerissen haben, hat sich bei der Arbeitsteilung zwischen den Geschlechtern leider nicht so viel verändert, wie unsere Wegbereiterinnen damals hofften. Dieses »traditionelle« Verhalten zwischen Männern und Frauen liegt natürlich nicht nur an den Genen. Oft fühlen sich die Frauen für die Kinder zuständig, stärker verantwortlich, und sie bleiben um des lieben Friedens willen auch gern mal zu Hause.

Männer dagegen besitzen die Gabe, ihr wöchentliches Basketballtraining so wichtig darzustellen, als könnte ihnen – mit ein bißchen Ehrgeiz – noch der Sprung in die amerikanische Basketball-

> Während Mama sich austobt, sind wir auf Papas Schultern die Größten.

Praktische Tips für den Alltag

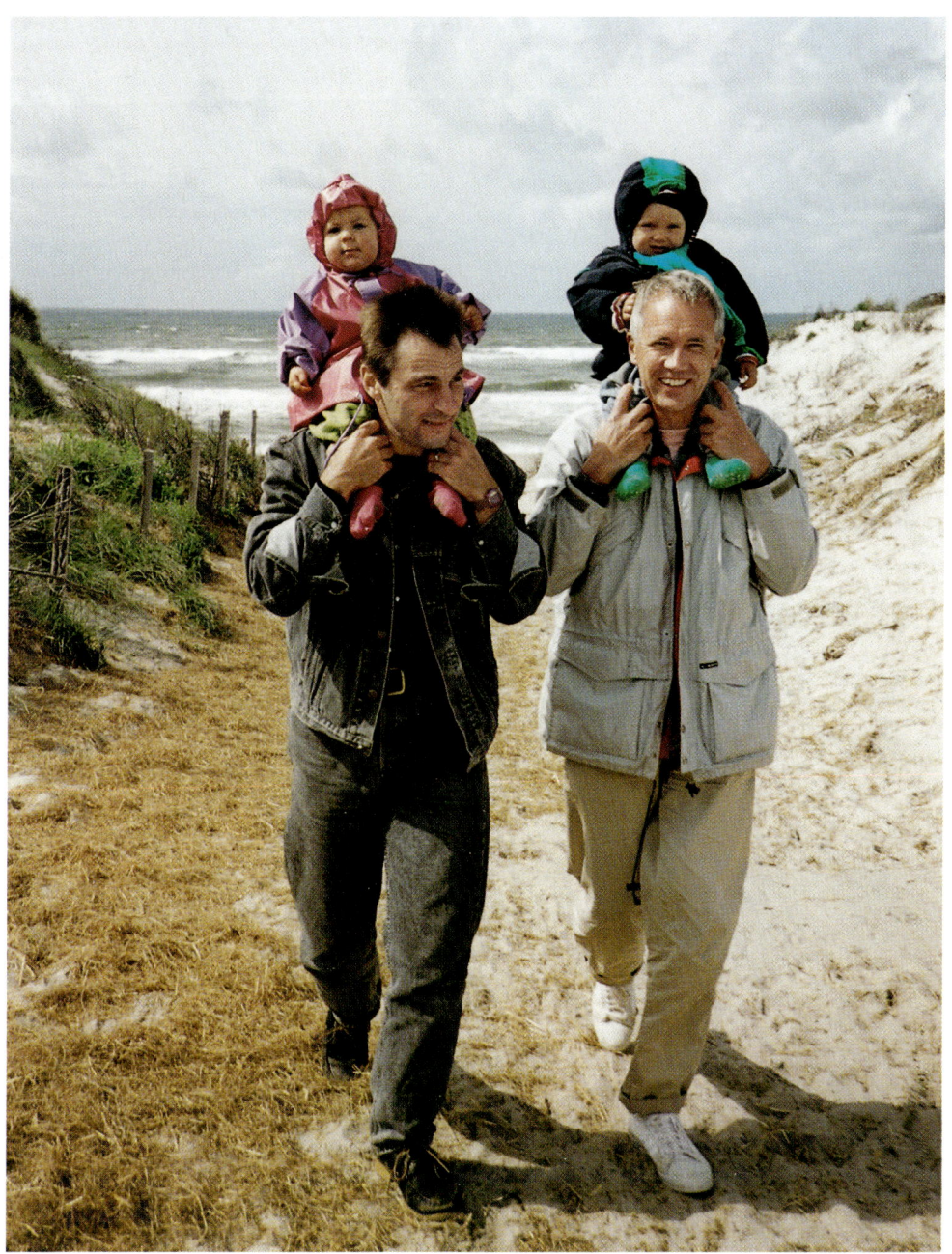

Die sportliche Seite der Schwangerschaft

Auf Papas Bauch ist es genauso schön wie vorher in Mamas Bauch.

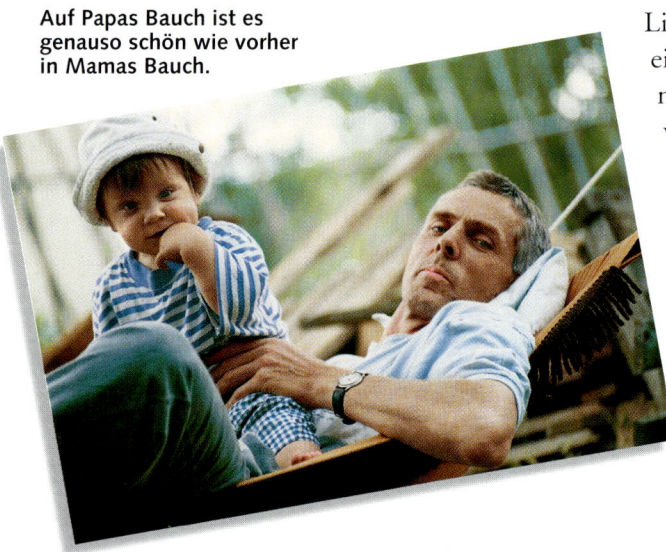

Liga NBA gelingen. Hier ist ein wenig Durchsetzungsvermögen gefragt, damit Sie weiter ins Fitneßstudio oder gemütlich joggen gehen können, während der Erzeuger sein Kind hütet. Wie Sepp Herberger immer sagte: »Das nächste Spiel ist immer das schwerste.«

Der Apfel fällt nicht weit vom Stamm...

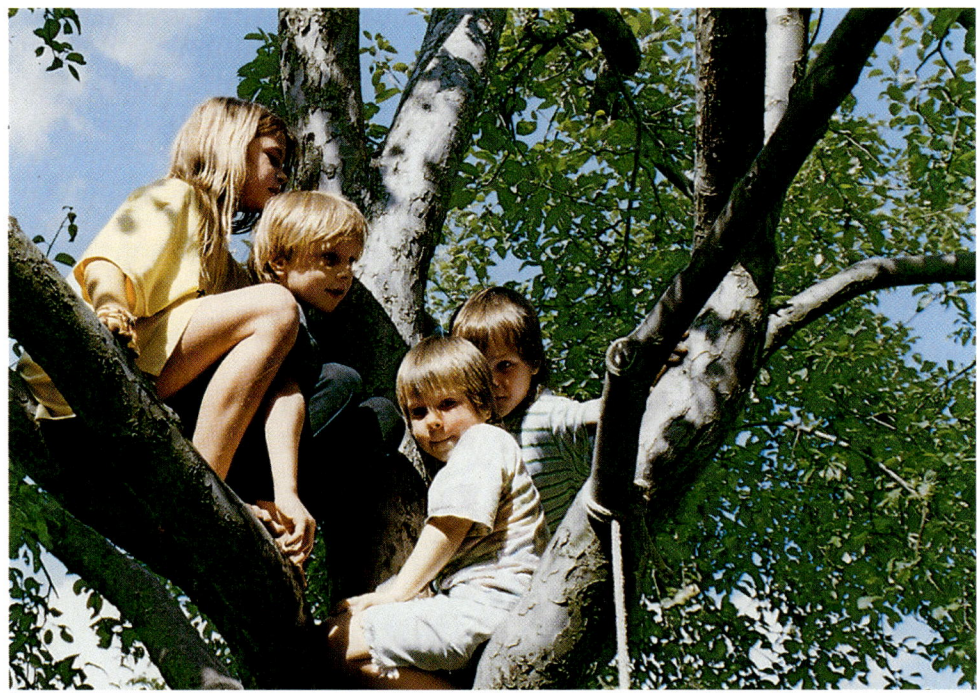

ANHANG

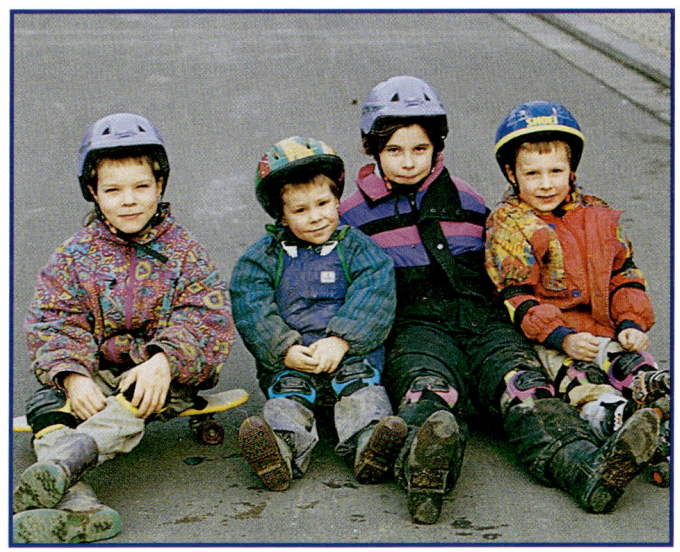

Adressen
Kleines Schwangerschaftssport-Lexikon
Register
Die Autoren

ANHANG

Adressen

Wenn Sie eine Hebamme in Ihrer Nähe suchen, können Sie sich an folgende Adressen wenden:

- Bund Deutscher Hebammen e. V.
Steinhäuserstraße 22
76135 Karlsruhe

- Bund freiberuflicher Hebammen Deutschlands BfHD e. V.
Am alten Nordkanal 9
41748 Viersen
Tel. 0 21 62 / 35 21 49
Fax 0 21 62 / 35 85 92

(Bitte jeweils einen frankierten Rückumschlag beilegen.)

Bezugsquellen für Schwangeren-Sportkleidung:

- Peak Performance
Tel. 01 30 / 73 92 92 (Versand)

- Sportsfrau
Dagmar Rees
Hamburger Allee 96
60486 Frankfurt
Tel. 069 / 97 98 14 01
(Verkauf, auch Versand)

- Warm Sports
General Store Hamburg
Bahrenfelder Straße 201
22765 Hamburg
040 / 39 67 26
(Verkauf, auch Versand)

Kleines Schwangerschaftssport-Lexikon

Aerobe Sportarten

Das sind Sportarten mit einer kontinuierlichen Ausdauerbelastung für den Körper. Dabei kommt es nie zu Spitzenintensitäten, wie zum Beispiel bei einem 400-Meter-Lauf. Typische Vertreter dieser Gattung sind Joggen, Schwimmen, Walken, Radfahren – und natürlich, wie der Name schon sagt, Aerobic.

Bauchmuskeln

Sie müssen das Bauchmuskeltraining nicht ganz aus Ihrem Trainingsplan streichen, aber etwas reduzieren. Eine gute Bauchmuskulatur ist wichtig, um der Lendenlordose (Hohlkreuz) entgegenzuwirken, die in der Schwangerschaft verstärkt auftritt. Nach der Geburt erst mit dem Training der schrägen Bauchmuskeln beginnen, um die Rektusspalte zu verkleinern. Die von oben nach unten verlaufenden geraden Bauchmuskeln wurden auseinandergeschoben, um mehr Platz für das Baby zu schaffen. Nach der Geburt muß sich dieser Spalt durch das Training der schrägen Bauchmuskulatur wieder schließen.

Dehnübungen

Da während der Schwangerschaft der gesamte Bandapparat schon stärker gedehnt ist als sonst, sind hier keine besonderen Übungen notwendig. Einzige Ausnahme: Dehnung des Rückenstreckers.

Ernährung

Während der Schwangerschaft können Sie Ihre Ernährung wie gewohnt beibehalten, wenn Sie sich vorher vollwertig ernährt haben. Erst im letzten Drittel der Schwangerschaft ist eine geringfügige Erhöhung der Zufuhr um ca. 100 Kalorien pro Tag empfohlen. Ansonsten gilt es: »Besser essen!«

Frühschwangerschaft

Sensibel in sich hineinhören – so heißt das Motto beim Sport in der Frühschwangerschaft. Der Körper hat gerade sehr viel damit zu tun, sich auf die Schwangerschaft einzustellen, und die Gefahr einer Fehlgeburt ist jetzt am größten. Also aufgepaßt und einen Gang runterschalten!

Anhang

Geburtsvorbereitung

Schwerpunktmäßig werden hier Übungen für den Beckenboden vorgestellt. Aber auch Atem- und Entspannungsübungen zur Erleichterung und Unterstützung der Geburt fehlen nicht im Programm. Hier sind oft auch die Väter mit von der Partie.

Höhentraining

Vorsicht mit Sport in größeren Höhen. Bis ca. 2000 Meter kann man auch schwanger ohne Probleme wandern, Ski fahren oder sonstigen Sport betreiben. Höher sollte man sich nicht mehr wagen, denn dort besteht die Gefahr der Sauerstoffunterversorgung.

Intensität

Als Schwangere Sport zu treiben heißt immer, die gewohnte Intensität sukzessive zu reduzieren. Bei 50 Prozent bis 70 Prozent der maximalen Leistungsfähigkeit liegen Sie richtig, egal, welche Sportart Sie betreiben.

Jogging

Passen Sie Ihr Lauftraining an den Schwangerschaftsmonat an. Je näher die Geburt kommt, desto geringer sollte der Laufumfang und die Intensität sein. Ab dem 7. Monat sollten Sie auf Walking umsteigen, da der Bauch schon einen ziemlich starken Druck auf den Beckenboden erzeugt und dies unter Umständen eine Beckenbodenschwäche verursachen kann.

Kalzium

Erst in den letzten Wochen haben Schwangere einen erhöhten Bedarf an Kalzium. Am besten können Sie diesen mit mageren Milchprodukten ausgleichen.

Kontraindikationen

Vorsicht mit Sport, wenn der Körper Warnsignale gibt. Bei vaginalen Blutungen, Atemnot, Schwindel oder Übelkeit das Sportprogramm besser noch einmal mit Ihrem Arzt besprechen und gegebenenfalls auch ganz auf Eis legen, bis der Körper wieder sein Einverständnis signalisiert.

Lordose

So nennt man die natürliche Wölbung der Wirbelsäule im Lendenbereich nach innen. Während der Schwangerschaft ist diese Lordose aufgrund der Schwerpunktverlagerung des Körpers noch verstärkt. Sie kann durch leichtes Bauchmuskeltraining und Dehnungsübungen für den Rückenstrecker ausgeglichen werden.

Kleines Schwangerschaftssport-Lexikon

Mehrlingsschwangerschaften

Erwarten Sie mehr als ein Baby, zählen Sie zu einer Risikogruppe. Deshalb beim Aufstellen des Trainingsplans unbedingt vorher einen Arzt fragen, ob und wieviel Sport er Ihnen empfiehlt. Bei fortgeschrittener Mehrlingsschwangerschaft ist Sport in den meisten Fällen kontraindiziert; es besteht die Gefahr einer Frühgeburt.

Nikotin

Spätestens jetzt ist die Gelegenheit da, das Laster des Rauchens hinter sich zu lassen. Ansonsten gefährden Sie ernstlich Ihr ungeborenes Baby.

Oma

Oma ist die Beste. Wenn Sie zum Sport gehen wollen, sind Ihre Schreihälse bei Oma gern gesehen und gut aufgehoben. Wenn diese nicht selbst gerade aktiv ist…

Phasen der Schwangerschaft

Die Schwangerschaft wird medizinisch in drei Phasen unterteilt. Jede Frau sollte immer die jeweilige Phase der Schwangerschaft beachten, in der sie sportlich aktiv ist. Im ersten und letzten Drittel sollte man besonders vorsichtig sein.

Radfahren

Das Fahrrad ermöglicht ein optimales sportliches Training für die Zeit während der Schwangerschaft, da kaum Belastungen für Gelenke und Bänder auftreten und an der frischen Luft trainiert werden kann.

Stillen

Keine Sorge! Sie können beruhigt Sport treiben, auch wenn Sie stillen. Die Befürchtungen vieler Mütter, die Milch könnte ausbleiben, konnte durch Untersuchungen nicht bestätigt werden.

Tauchen

Tauchen sollten Sie aus Ihrem Sportprogramm streichen, wenn Sie schwanger sind. Sorry, liebe Taucherinnen, diese Sportart steht leider auf der Abschußliste der Schwangerschaftssportarten – zu gefährlich, sowohl für die Mutter als auch fürs Kind.

Überhitzung

Achten Sie darauf, daß Sie ihren Körper nicht überhitzen. Besonders bei intensivem Lauftraining (siehe Marathon) ist die Gefahr groß, daß die Körperkerntemperatur der Mutter zu hoch ansteigt und das Baby im Bauch als Folge daran minderversorgt wird.

Verletzungsrisiko

Bei Sportarten mit erhöhter Verletzungsgefahr (z. B. Mannschaftsspiele, Inline-Skating oder Windsurfen) heißt das oberste Gebot: Das eigene Können richtig einschätzen – kein unnötiges Risiko eingehen. Im ersten und letzten Drittel der Schwangerschaft ist die Gefahr für Mutter und Kind am größten.

Walking

Eine optimale Sportart für Schwangere – sie kann bis zur Geburt ausgeübt werden, da sie so gut wie keine Nachteile besitzt. Man befindet sich an der frischen Luft, man trainiert das Herz-Kreislauf-System und den gesamten Muskelapparat. Und man kann nebenher sogar noch ein Schwätzchen halten.

XXL

Das ist die Kleidergröße, mit der Sie sich als Schwangere zumindest einige Monate abfinden müssen.

Yoga

Ebenfalls eine empfehlenswerte »Sportart« für die Schwangerschaft. Besonders geeignet ist sie zum Streßabbau und für die Entspannung.

Zunehmen

Die durchschnittliche Gewichtszunahme einer schwangeren Frau liegt bei ca. 12,5 Kilogramm. Davon wiegt am Ende der Schwangerschaft das Baby ca. 3,5 Kilo, Fruchtwasser, Plazenta, vergrößerte Gebärmutter und zusätzliche Blutmenge machen ca. 6 Kilo aus, und der Rest wird als Fettspeicher angelegt.

Register

Abenteuersportarten 102
Abnehmen 41
Abneigung gegen Gerüche 54
Abschlag 98
Abstillzeit 25
Adaptionsvorgänge, physische 21
Adaptionsvorgänge, psychische 21
aerobe Sportarten 66, 67, 107, 133
Aerobic 72, 75
Alkohol 49, 50, 55, 117
Anämie 81
anatomische Lage 28
Ängste 28, 29, 32, 33, 35, 38, 56, 57, 63
Anpassungsstadium 21
Anschnallen 60
Appetit 117
Aquarobic 71, 72
Arbeitersportbewegung 20
Arbeitsteilung 56, 128
Archidonsäure 48
Armpaddeln 70
ärztliche Beratung 9, 10
Atemfrequenz 43
Atemnot 111
Atemtechnik 62, 71
Atemübungen 17, 62
Atemvolumen 43
Atmung 26, 56
Aufbautraining, gezieltes 107
Aufschlag 98
Auftauchen, zu rasches 101
Auftrieb 70
Ausdauerbelastung 96
Ausdauerleistungen, extreme 17
Ausdauersport 63, 104
Ausdauersportarten 27, 67, 83

Ausdauertraining 123
Außentemperaturen 68
Austreibungsphase 62
Autounfälle 23

Baby-Jogger 124
Baby-Schwimmkurse 127, 128
Badeanzug 122
Baden 66
Badminton 84
Bänder 23, 66, 69, 78, 98
Bandscheiben 84
Bandscheibensattel 78
Basketball 98
Bauchmuskeln 83
Bauchmuskeln, gerade 106, 107
Bauchmuskeln, schräge 106, 108
Bauchmuskeltraining 106
Bauchtanz 27
Bauchumfang 23, 42
Baumann, Dieter 117
Becken 109
Beckenauflockerung, physiologische 43
Beckenboden 24, 26, 62, 69, 71, 78, 84, 100, 105
Beckenbodenmuskulatur 16, 26, 62, 75, 99, 106
Beckenbodentraining 62, 108
Beckenendlage 33
Beckengurt 60
Beinschlag 71
Belastbarkeit 65
Belastung, körperliche 30
Belastung, psychische 30, 109
Belastungsfrequenz 123
Beratung, ärztliche 9, 10
Bergsteigen 78, 82, 122
Beruf 25
Bewegungseinschränkung 54

Bewegungsfreiheit 18, 20
Bezugsquellen für Schwangeren-Sportbekleidung 131
Bindegewebe 62, 122
Bindegewebsveränderung 43
Blase 26, 62
Blasensprung, vorzeitiger 111
Blutaustausch 43
Blutbild 81
Blutdruck 41, 107
Blutdruckerhöhung 39
Blutdruckregulierung 47
Bluteisenwert 107
Bluterkrankung 111
Bluthochdruck 13, 111
Blutkörperchen, rote 46
Blutkreislauf 49, 51
Blutungen 58, 111
Blutversorgung 110
Blutzucker 51
Blutzuckerspiegel 51, 64
Bodenbelag 66
Bodybuilding 96
Breitensport 10, 65, 98
Brustbeinschlag 70
Brüste 39
Brustschwimmen 71
Brusttrapez 91

Chromosomenschaden 35
Clapp 104

Damenlaufschuhe 123
Dammschnitt 62, 105
Dammverletzung 62
Dämpfung 69, 123
Dehnübungen 68, 69, 98
Depression 63
Deutsche Turn Zeitung für Frauen 19
Diabetes mellitus 64
Diagonalschritt 83

Anhang

Diät 24, 40, 64, 118
Dickstein 104
Diskriminierung der Frau 17
Diskus 114
Docasahexensäure 48
Dopingkontrolle 118
Doppelstockschub 83
Drachenfliegen 102
Drechsler, Heike 10, 114, 118
Drehbewegung 84
Druck, atmosphärischer 60
Druck, gesellschaftlicher 54
Druck, hydrostatischer 70
Durchhaltevermögen 33
Durchsetzungsvermögen 130

Eigenverantwortlichkeit 33
Eisen 46-48
Eisenspeicher 46, 51
Eiweißausscheidung, erhöhte 39
Eiweiße 40
Eiweißmangel 51
Elektrolytaustausch 43
Eltern-Kind-Turnen 127
Emanzipation 19
Endorphine 63
Energie 25, 39, 43, 62
Energiebedarf 39, 44
Energiespeicher 51
Energieversorgung 43
Entbindung 16, 17, 27, 43, 104
Entspannung 26, 56, 62, 102, 105
Entspannungsübungen 62
Entwicklung, geistige 49
EPH-Gestose 39
Erbrechen 50
Ergometer 116
Erkrankungen, akute 111
Erkrankungen, chronische 111
Ernährung 31, 32, 33, 44, 45, 117
Ernährung, einseitige 40
Ernährungsberatung 25, 51

Erschütterungen, körperliche 109
Erziehung 56
Evolution 29
Expander 74

Fallschirmspringen 102
Fehlbildung 51
Fehlernährung 40
Fehlgeburt 58, 111
Fett 39, 40
Fettsäuren, essentielle 48, 49
Fettspeicher 39, 118
Fichtel-Mauritz, Anja 10, 114
Fitneß 67
Flugreisen 59, 60
Folsäure 45, 48
Frauenbild 19
Fruchtbarkeit 49
Fruchthöhle 22
Fruchthülle 22
Fruchtwasser 22, 39, 82, 109
Frühgeburt 109
Frühschwangerschaft 21
Fußumknicken 42

Gebärmutter 22, 28, 35, 39, 47, 62, 73, 106, 109
Geburt, vaginale 105
Geburtsdauer 104
Geburtsgewicht 41, 49
Geburtshilfe 16
Geburtskanal 28
Geburtskomplikationen 17
Geburtsverlauf 32, 33
Geburtsvorbereitung 16, 26, 27
Geburtsvorbereitungskurse 33
Geburtsvorgang 99
Gefäße, periphere 72
Gegenanzeigen 110
gehaltene Übungen 108
Gelenke 23, 40, 42, 66, 69, 78, 84, 98
Gelenkschmerzen 111
Genitalien, innere 107
gesellschaftlicher Druck 54
Gestosen 47

Gewicht 17, 23, 24, 25, 38, 44, 64, 78
Gewichtszunahme 24, 39, 40, 41, 109
Gewichtszunahme, durchschnittliche 38
Gewichtszunahme, mangelnde 41
Gewöhnung, physische 23
Gewöhnung, psychische 23
Gewöhnungsstadium 21
Gleichgewicht, seelisches 63
Gleichgewicht, sensibles 22
Gleichgewichtsprobleme 43
Golf 96, 98
Grunderkrankungen, knöcherne 111
Grundumsatz 43
Gummibänder 116
Gymnastik 17, 26, 69, 75, 106, 116

Halbmarathon 108
Hallenboden 98
Haltung 26
Hämoglobin 46
Handball 98
Hanteln 74
Harnblase 28
Harninkontinenz 106, 108
Hautdurchblutung 84, 110
HCG 50
Heißhunger 50
Henkel, Heide 10, 114, 118
Herzfrequenz 43, 68
Herzfrequenzmeßgerät 123
Herz-Kreislauf-System 43, 78
Herzleistung 110
Herzminutenvolumen 43, 110
Herzschlag 71
Hochleistungssport 10, 26, 117
Höhen, extreme 78
Höhenakklimatisierung 81
Höhenexposition, akute 81
Homer, Britta 34
Hormone 50, 53, 62

Register

Hormonsituation 25
Hormonumstellung 12, 63, 64, 66
Humanes Choriongonadotropin 50
Hygiene 71

Idealfigur 38
Idealgewicht 41
Immunsystem 102, 112
Impfungen 58
Infektionen 13, 71
Infektionsgefahr 58
Inkontinenz 62
Inline-Skating 101
Insulin 64
isometrische Übungen 108

Jahn 18
Joggen 10, 26, 31, 34, 57, 66, 67, 68, 69, 83, 108, 116, 119, 122
Jollensegeln 91

Kaffee 49, 55, 117
Kaiserschnitt 26, 55, 104, 105
Kalorienzufuhr 51
Kalzium 47, 48, 51
Kalziumspeicher 47
Kampfsportarten 102
Kanufahren 94
Karate 102
Kinderbetreuung 127
Klettern 81
Koffein 49
Kohlenhydrate 107
Kollark, Dieter 115
Komplikationen 13, 55
Komplikationen, geburtshilfliche 32
Kontakte, soziale 63
Kontaktsportarten 66
Kontraindikationen 64, 109, 110
Kontraktionen 30
Kontraktionen, verfrühte 109
Körperintelligenz 33
körperliches Erlebnis 24

Körperschwerpunkt 123
Körpersignale 21
Körpertemperatur 83, 110, 112
Körperwahrnehmung 26
Korsett 18, 19
Krabbe, Katrin 119
Kraft 29, 56, 105
Kraftausdauertraining 95
Kräftigungsübungen 68, 74
Kräftigungsübungen
– Rücken 96
– Bauch 96
– Beine 96
Kraftsportarten 66
Krafttraining im Fitneßcenter 95
Krankheiten 13, 29, 109
Kreislauf 12, 40, 53, 58, 64, 70, 101, 102
Kugelstoßen 114, 115, 118
Kumbernuß, Astrid 115

Lage des Kindes, ungünstige 42
Lageanomalien 33
Langlauf 81, 83
Langstreckentraining 108
Laufen 34, 68, 83, 117
Laufpensum 98
Lauftechnik 69
Lauftraining 68, 108
Leistungsfähigkeit 107
Leistungsgrenze 102
Leistungsniveau 92
Leistungsreserven 27
Leistungssport 107, 114, 115, 116, 117
Leistungssportlerin 65, 116
Lendenbereich 71, 84, 92, 106
Lendenwirbel 42, 98
Linolsäure 48
Lipide 107
Lockerungserscheinungen des Bandapparates 42
Lockerungsübungen 69
Lotussitz 102

Low-Impact-Aerobic 72
Luftembolie 101
Luftfeuchtigkeit 68

Magnesium 47
Mahlzeiten 25
Mangelernährung 41
Mangelzustände 40, 50
Mannschaftsspiele 98
Mannschaftssportarten 66, 98
Marathon 34, 83, 110
Maximalkraftbereich 95
Medikamente 58
Mehrbedarf 25
Mehrbelastung 41
Milchproduktion 40
Milchsäure 112
Mineralstoffe 45, 46
Monatsblutung, regelmäßige 107
Moralvorstellungen 19
Muskeldysbalancen 96
Muskeltraining 106
Muskelungleichgewicht 106
Muskulaturstärkung 12, 64
Mutter-Kind-Beziehung 26
Mutterkuchen 22, 28, 47
Muttermilchmenge 107
Muttermund 22
Muttermundverschluß, Schwäche des 33
Mutterrolle 12
Müttersterblichkeit 32

Nabelschnur 22, 28
Nährstoffe 44, 45, 48, 51
Nährstoffspeicher 50
Nährstoffversorgung 110
Nahrung 31, 39, 45, 48
Nahrungsbedarf, zusätzlicher 44
Nahrungsqualität 45
Nervenversorgung 28
Neun-Monats-Checkliste der Sportarten 86-89
Normalgeburt 104

Organbildungen 45
Organe, zentrale 73

139

Anhang

Organismus 21, 31, 45, 47, 110
Osteoporose, mütterliche 51
Östrogene 62
Outdoor-Aktivitäten 122
Oxytozin 109

Pflanzenstoffe, bioaktive 45
Phasen der Schwangerschaft 21, 22
Phasencheck 102, 103
physische Gewöhnung 23
Plazenta 39, 49, 50
Plazentalösung, vorzeitige 109
Plazentaschranke 49
positives Körpergefühl 30
Preßatmung 96
Probleme, psychische 68
Progesteron 39, 62
Proteine 107
Psyche 62
psychische Belastung 30
psychische Gewöhnung 23
psychische Zufriedenheit 12
Puls 116, 123
Pulsfrequenz 68
Pulskontrolle 123

Radanhänger 124
Radfahren 31, 57, 78, 122
Radikalkuren 40
Rauchen 41, 81, 105
Rauschmittel 55
Regenschutzbekleidung 120
Reisen 58
Reiten 99
Rektusdiastase 106, 108
Rektusspalte 108
Resorptionsfähigkeit 46
Riboflavin 45
Risikofaktoren 81, 109
Risikoschwangerschaft 22, 24
Rollenkonflikt 12
Rose, Lotte 50
Rückbildung 105
Rückbildungsgymnastik 26, 27, 127
Rückengymnastik 31

Rückenkraultechnik 71
Rückenkraxen 124
Rückenmark 28
Rückenmuskulatur 94
Rückenschmerzen 12, 42, 64, 70, 111
Rückenschwimmen 70
Rückschlagspiele 84
Rudern 114
Rumpfmuskulatur 70

Sauerstoff 43, 46, 67, 72
Sauerstoffbedarf 59, 67, 82
Sauerstoffgehalt 82
Sauerstoffkapazität 67
Sauerstoffmangel 83
Sauerstoffverbrauch 43, 68
Sauerstoffversorgung 43, 64, 81, 96, 110
Sauerstoffzufuhr 84
Säuglingssterblichkeit 32
Sauna 112
Scherzfasern 28
Schilddrüsenerkrankung 111
Schilddrüsenstörungen 13
Schlackenstoffe 112
Schlagvolumen 71
Schmerzbehandlung 32
Schmerzen 29, 30, 42, 55, 62, 104
Schmerzmittel 104
Schnorcheln 101
Schönheitsideal 18, 38, 54
Schonzeiten 26
Schritt reiten 99
Schuhe 66, 69
Schultermuskulatur 94
Schutzausrüstung 101
Schwäche des Muttermundverschlusses 33
Schwangerschaftsdiabetes 40
Schwangerschaftserbrechen 54
Schwangerschaftsgymnastik 57, 62
Schwangerschaftshormone 39
Schwangerschaftsphasen 21, 22

Schwangerschaftssport-Lexikon 133-136
Schwangerschaftsstreifen 38
Schwangerschaftszucker 64
Schwerpunktverlagerung 12, 42, 64, 106, 109
Schwimmen 13, 25, 31, 65, 66, 70, 71, 72
Schwimmtechnik 70
seelische Belastung 30
Segelgröße 84
Segeln 31, 91
Selbstachtung 63
Selbstbewußtsein 32
Selbstmitleid 30
Selbstsicherheit 33
Sellheim 16
Sicherheitsgurt 60
Sitzball 74
Sitztrapez 91
Skateboard 101
Skaten 83
Skelettapparat 12
Skeletterkrankungen 111
Skifahren 27, 81, 114
Skitouren 82
Sohlen 123
Solarium 112
Sonnenbäder 59
Spaziergänge 31, 68
Sperma 47
Spermaqualität 48
Spielsportarten 66
Spitzenleistungen in der Schwangerschaft 114
Sport im Fitneßstudio 76-77
Sportbekleidung 120
Sport-BH 66, 122
Sportkleidung 20
Sportschuhe 123
Sporttauchen 13
Sporturlaub 57
Spurenelemente 45
Squash 84
Stabilitätsveränderungen 109
Stadium der Anpassung 21

Register

Stadium der Belastung 21
Stadium der Gewöhnung 21
Stärkung der Muskulatur 12, 64
Step 72
Stillen 25, 26, 40, 107
Stillhormone 26
Stillzeit 24, 25, 39, 40, 46, 122
Stoffwechsel 12, 45, 64, 102, 107, 110
Stoppen 84
Streß 31, 60, 109, 117
Streß, natürlicher 31
Streßableitung 63
Streßhormone 109
subjektives Wohlbefinden 21
Surfen 84, 91

Tauchbecken 112
Tauchen 100, 114
Tauchgänge 100, 104
Tee 49
Temperaturanstieg 110
Temperaturregelung 83
Tempo 69
Tennis 84, 98, 119
Testübung 26
Thera-Band 74
Thiamin 45
Thrombosegefahr 60
Thrombosen 64, 107
Thurm, Martha 19
Timesharing 56
Tragen 124
Tragetuch 124
Trainingsinhalte 65, 69, 102, 111
Trainingsmethode 95
Trainingsplan 13
Trainingsprogramm 83
Trainingspuls 123
Trainingsumfang 13
Trainingsumstellung 116
Trainingszustand 65
Trapez 84, 92
Trimenon 21
Turnbewegung 17

Übelkeit 12, 39, 50, 54, 58, 64, 110
Überanstrengung, subjektive 59
Überbelastung 65
Überempfindlichkeit 54
Überforderungssituation 23
Übergewicht 38, 40
Übergewicht, extremes 11
Überhitzung 68
Überhitzungssituation 110
Überlastung 106
Übersensibilität 55
Ultraschall 52
Umstellung, emotionale 62
Umstellung, hormonelle 58
Unfall 65, 109
Unterentwicklung 49, 51
Untergewicht 41
Untergewicht, extremes 111
Unterhautgewebe 39, 43
Unwohlsein 109, 110
Urlaub 58
Uterus 23, 84, 110
Uteruskontraktionen 47
Uterusverletzungen 23

Vaterrolle 12
Veränderungen, seelische 63
Verantwortung 12, 26, 55, 56
Verdauung 231
Verdauungsprobleme 68
Verletzungen 67, 82, 109
Verletzungsgefahr 66, 70, 98, 109
Verschluß, mechanischer 109
Versorgung, medizinische 32
Vitamin A 48
Vitamin B_1 45
Vitamin B_2 45
Vitamin-B-Komplex 48
Vitamin C 45, 48
Vitamin D 45, 48
Vitamine 40, 45
Vitaminmangel 51
Vitaminpräparate 45
Volleyball 98
Vorschoterin 91, 92

Vorsorgeuntersuchung 33
Vorteile, physische 64

Wachstum 41, 49, 51
Wachstumsgrenze, untere 25
Walking 66, 69, 122
Wandern 78
Wasseraustausch 43
Wassereinlagerungen 39, 64, 68, 72
Wasserhaushalt 43
Wasserlage 71
Wasserspeicher 39
Wassersportarten 94
Wassertemperaturen 72
Wehen 29, 32, 56
Wehen, vorzeitige 27, 26, 33, 109, 111
Wehenhormon 109
Widerstandsfähigkeit 29
Wiederholungszahlen 95
Windschutz 122
Windschutzbekleidung 120
Windstärke 84
Wirbelsäule 91
Wirbelsäulengelenke 23
Wirbelsäulengymnastik 25, 72
Wochenbett 26
Wochenbettgymnastik 105, 108
Wohlbefinden, psychisches 62, 63
Wohlbefinden, subjektives 21

Yoga 25, 27, 31, 102

Zeitumstellung 59
Zellteilung 47
Zeugung 57
Zimmermann, Katrin 119
Zink 47, 48
Zinkaufnahmefähigkeit 48
Zinkzufuhr 47
Zufriedenheit, psychische 12
Zusatzgeräte 74
Zusatzpräparate 45, 47
Zweikampfsituationen 66

141

Anhang

Bildnachweis

Christian Asanger: S. 87
Baby-Jogger Company: S. 125
Bongarts: S. 119
Alexander Braun: S. 27, 141 u.
Heike Budschinski: S. 75 (3), 115, 121 re., 122 li.
Graeme Doubell: S. 45
Christina Gottschall: S. 4 re., 5 li., 13, 15, 37, 67, 68, 69, 70 (2), 71, 91, 94 (2), 98, 100/101, 120, 123 u. re., 141 o.
Inge Gottschall: S. 101 u.
Karin Gottschall: S. 129
Kerstin Gottschall: S. 128, 130 (2), 131
Malcolm Hanes: S. 121 li.
A. Heilig: S. 4, 10, 11, 79
Sabine Heilig: S. 4 Mi. re., 5 Mi. li., 5 re., 6, 61, 74 (3), 85, 126 (2), 127
Archiv Homer: S. 34

H. Moser: S. 72/73 (3), 74 o. li.
Frank Pellowski: S. 81 (2)
Polar: S. 123 o.
Peter Prohn: S. 5 Mi. re., 99
Saucony: S. 123 Mi.
Ulli Seer/Look: S. 8, 97
Albrecht Segeth: S. 14, 23, 78, 80, 82, 124 (2)
Sportsfrau: S. 122 re.
Benno Tiemeyer: S. 2/3, 83, 90
Atanazio Ramos Vicira: S. 44
Kathrien Zeilinga: S. 4 Mi. re., 92, 93
Käte Zellmann: S. 17, 18, 19

Zeichnungen: Daniela Farnhammer

Umschlagfoto: Pictor International
Umschlaggestaltung: Sander & Krause Werbeagentur, München

Die Deutsche Bibliothek –
CIP-Einheitsaufnahme

Gottschall, Christina:
9 Monate aktiv und fit : Sport in der Schwangerschaft / Christina Gottschall/Sabine Heilig ; Alexander Braun – München ; Wien ; Zürich : BLV, 1998
  ISBN 3-405-15491-X

BLV Verlagsgesellschaft mbH
München Wien Zürich
80797 München

© BLV Verlagsgesellschaft mbH, München 1998

Das Werk einschließlich aller seiner Teile ist urheberrechtlich geschützt. Jede Verwertung außerhalb der engen Grenzen des Urheberrechtsgesetzes ist ohne Zustimmung des Verlags unzulässig und strafbar. Das gilt insbesondere für Vervielfältigungen, Übersetzungen, Mikroverfilmungen und die Einspeicherung und Verarbeitung in elektronischen Systemen.

Satz, Layout und DTP:
  Gaby Herbrecht, München
Lektorat: Karin Steinbach
Herstellung: Rosemarie Schmid
Lithos: Repro Ludwig, Zell am See
Druck und Bindung: Passavia, Passau

Gedruckt auf chlorfrei gebleichtem Papier

Printed in Germany · ISBN 3-405-15491-X

DIE AUTOREN

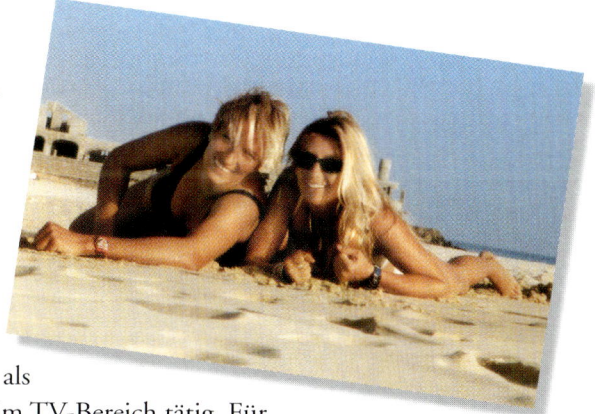

Christina Gottschall (links), Jahrgang 1963, ist Diplom-Sportwissenschaftlerin mit dem Schwerpunkt Gesundheitsförderung. Während des Studiums in Hamburg leitete sie Surf- und Segelkurse und veranstaltete Workshops und Frauentrainings in den Bereichen Abenteuersport, Skateboard, Surfen, Fitneß, Wellness und Rückenschule. Seit 1995 ist sie in Hamburg und Berlin als freie Journalistin für Printmedien sowie im TV-Bereich tätig. Für zwei Ausstellungen aus dem Sportbereich hat sie die Konzepte erarbeitet sowie die Ausstellungskataloge verfaßt: 1994 »Frisch, frech, fröhlich, Frau« zur Geschichte der Frauenturnbewegung auf dem Deutschen Turnfest, 1998 »Mein großer Traum ist Mexiko« über ein Sportprojekt mit HIV-Infizierten im Museum für Hamburgische Geschichte.

Sabine Heilig (rechts), Jahrgang 1962, hat ihr Studium 1991 als Diplom-Sportlehrerin an der Universität des Saarlandes in Saarbrücken abgeschlossen. Danach erweiterte sie ihr Wissen mit einem Zusatzstudiengang im Bereich Sportmanagement. Daneben war sie als Windsurf-Instruktorin tätig und führte spezielle Windsurfkurse und -Workshops für Frauen durch. Seit 1993 ist sie als Sportlehrerin und Sporttherapeutin in einem Frauen-Sportstudio tätig und hat die Fitneßleitung übernommen. Sie organisiert dort sportliche Indoor- und Outdoor-Aktivitäten (Surfen, Joggen, Walking und Mountainbiken) speziell für Frauen.

Dr. Alexander Braun, Jahrgang 1968, ist Assistenzarzt in der gynäkologischen Abteilung der Frauenklinik des Krankenhauses Mariahilf in Hamburg. Durch seine Berufspraxis bei der Geburtsvorbereitung und Geburtshilfe – rund 700 Kindern hat er schon

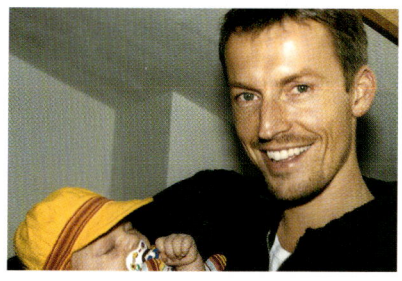

auf die Welt »geholfen« – sind ihm sowohl die körperlichen als auch die psychologischen Aspekte der Geburt vertraut. In das Buch hat er seine Erfahrungen und Anregungen eingebracht und die medizinischen Daten und Fakten kritisch überprüft. Außerdem steuerte er den »männlichen« Blick auf Schwangerschaft und Geburt bei – denn da gehören immer noch zwei dazu.

BLV aktiv + gesund

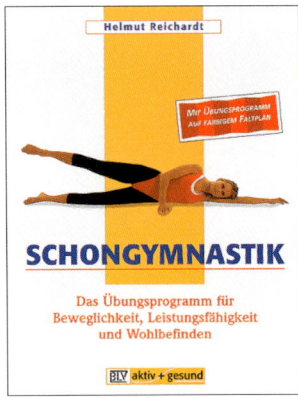

Helmut Reichardt
Schongymnastik bei Rückenbeschwerden
Gezielte Dehn- und Kräftigungsübungen, die Wirbelsäulenbeschwerden und muskuläre Ungleichgewichte kurieren; leicht nachvollziehbare Trainingsprogramme, die ohne Hilfsmittel durchgeführt werden können.

Monika Nienaber
Wassergymnastik
Wassergymnastik als Fitneß- und Ausgleichssport für jedermann, als Therapieform bei verschiedenen Erkrankungen und als sportartspezifisches Training.

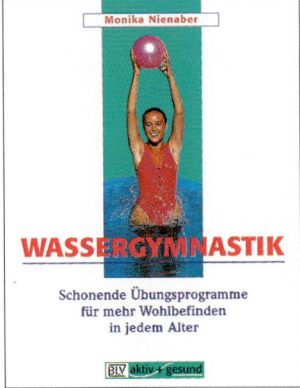

Helmut Reichardt
Schongymnastik
Bewegung, Leistungsfähigkeit, Wohlbefinden: Übungsvorschläge und Trainingsprogramme für eine funktionelle Gymnastik, die Gelenke, Bänder und Muskeln schont; Linderung von Alltagsbeschwerden, Vorbeugung einseitiger Belastung.

Helmut Reichardt
Rückenschule für jeden Tag
In Beruf und Alltag den Rücken schonen und Verspannungen vor-beugen: Übungsprogramme zur Dehnung, Kräftigung und Entspannung der Rückenmuskulatur.

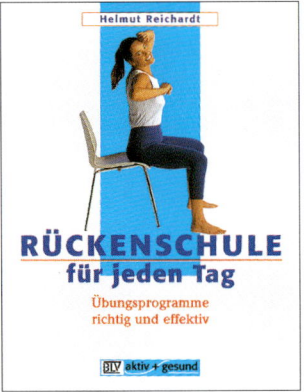

Urs Geiger/Caius Schmid
Muskeltraining mit dem Thera-Band
Therapeutischer und leistungsorientierter Anwendungsbereich, Übungsintensität, Trainingsprogramme für die Muskulatur der Arme, des Rumpfes und der Beine.

Heike Höfler
Die Nackenschule
Durch gezielte Entspannung Nackenbeschwerden vorbeugen: einfache Übungsprogramme zur Kräftigung von Kopf-, Hals- und Schultermuskulatur und zur Linderung bereits bestehender Beschwerden.

Im BLV Verlag finden Sie Bücher zu folgenden Themen: Garten und Zimmerpflanzen • Wohnen und Gestalten • Natur • Heimtiere • Jagd • Angeln • Pferde und Reiten • Sport und Fitneß • Tauchen • Reise • Wandern, Alpinismus, Abenteuer • Essen und Trinken • Gesundheit und Wohlbefinden

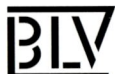

Wenn Sie ausführliche Informationen wünschen, schreiben Sie bitte an:
BLV Verlagsgesellschaft mbH • Postfach 40 03 20 • 80703 München
Telefon 089 / 1 27 05-0 • Telefax 089 / 1 27 05-543